Kohlhammer

Der Autor

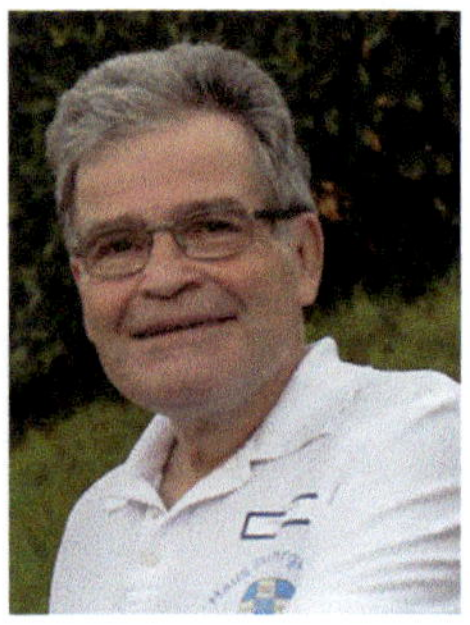

Oskar Dierbach

Examinierter Altenpfleger, Dipl.-Sozialarbeiter, bis Dezember 2021 geschäftsführende Pflegedienstleitung der Evangelischen Altenhilfe Mülheim a. d. Ruhr gGmbH.

Oskar Dierbach

Rehabilitative Altenpflege

Therapeutisches Pflegemodell: Konzept, praktische Umsetzung, Kosten und Nutzen

Verlag W. Kohlhammer

Dieses Werk einschließlich aller seiner Teile ist urheberrechtlich geschützt. Jede Verwendung außerhalb der engen Grenzen des Urheberrechts ist ohne Zustimmung des Verlags unzulässig und strafbar. Das gilt insbesondere für Vervielfältigungen, Übersetzungen, Mikroverfilmungen und für die Einspeicherung und Verarbeitung in elektronischen Systemen.

Die Wiedergabe von Warenbezeichnungen, Handelsnamen und sonstigen Kennzeichen in diesem Buch berechtigt nicht zu der Annahme, dass diese von jedermann frei benutzt werden dürfen. Vielmehr kann es sich auch dann um eingetragene Warenzeichen oder sonstige geschützte Kennzeichen handeln, wenn sie nicht eigens als solche gekennzeichnet sind.

Es konnten nicht alle Rechtsinhaber von Abbildungen ermittelt werden. Sollte dem Verlag gegenüber der Nachweis der Rechtsinhaberschaft geführt werden, wird das branchenübliche Honorar nachträglich gezahlt.

Dieses Werk enthält Hinweise/Links zu externen Websites Dritter, auf deren Inhalt der Verlag keinen Einfluss hat und die der Haftung der jeweiligen Seitenanbieter oder -betreiber unterliegen. Zum Zeitpunkt der Verlinkung wurden die externen Websites auf mögliche Rechtsverstöße überprüft und dabei keine Rechtsverletzung festgestellt. Ohne konkrete Hinweise auf eine solche Rechtsverletzung ist eine permanente inhaltliche Kontrolle der verlinkten Seiten nicht zumutbar. Sollten jedoch Rechtsverletzungen bekannt werden, werden die betroffenen externen Links soweit möglich unverzüglich entfernt.

1. Auflage 2023

Alle Rechte vorbehalten
© W. Kohlhammer GmbH, Stuttgart
Gesamtherstellung: W. Kohlhammer GmbH, Stuttgart

Print:
ISBN 978-3-17-042203-2

E-Book-Formate:
pdf: ISBN 978-3-17-042204-9
epub: ISBN 978-3-17-042205-6

Vorwort

Dieses Buch richtet sich an alle, die sich ernsthaft auf die fachliche Diskussion einlassen wollen, ob und wenn ja, warum rehabilitative Pflege auch älterer Menschen am Ende volkswirtschaftlich sinnvoller ist als die heutige minimalistische Regelversorgung. Es soll darüber hinaus allen eine Ermutigung sein, für die der Mensch im Mittelpunkt steht, wenn es um Pflegekonzepte, Mitarbeitergewinnung[1] und Mitarbeiterpflege geht.

Das Buch, das Sie in Händen halten, will allen, die am System und der Finanzierung unserer bundesdeutschen Pflege irre zu werden drohen und überlegen, ob sie ihren Beruf aufgeben sollen, zurufen: You are not crazy! Und es zeigt Hintergründe auf, warum trotz immer mehr Geld im deutschen Pflegesystem Arbeits- und Lebensbedingungen in der Pflege stetig unmenschlicher werden. Diesen Trend gilt es im gesellschaftlichen Konsens umzukehren. Dazu kann das Konzept der therapeutisch-rehabilitativen Pflege einen wirtschaftlich seriösen, fachlich erfolgreichen und ethisch humanen Weg weisen.

Ich danke den vielen Kolleginnen und Kollegen in der Pflege, der sozialen Betreuung und der Hauswirtschaft, mit denen ich im Alltagswahnsinn von Personalmangel und Bürokratie Freiräume für therapeutische Pflege erkämpfen durfte. Auch danke ich den medizinischen und therapeutischen Fachleuten, die uns intern oder extern unterstützt haben oder noch unterstützen. Viele dieser Weggefährtinnen und -gefährten werden mit ihren fachlichen Beiträgen in den nächsten Kapiteln vorgestellt und kommen persönlich zu Wort. Mögen diese O-Töne Leserinnen und Leser ermutigen und ihnen eine konkrete fachliche Unterstützung in ihrer Arbeit sein.

Ich danke Peter Steinbach, der mit mir als wirtschaftlicher Leiter und Controller über 25 Jahre in der Geschäftsführung der Evangelischen Altenhilfe Mülheim die wirtschaftlichen Rahmenbedingungen für rehabilitatives Handeln im Pflegealltag engagiert und mutig gemeinsam gestaltet hat.[2]

Meine liebe Frau Beate und meine Familie haben durch ihre geduldige und konstruktive Unterstützung meiner Arbeit über Jahrzehnte einen großen Anteil am Gelingen.

Meiner Kollegin Antje Ahlbrecht danke ich für die wissenschaftliche Begleitung bei

1 Wenn bei bestimmten Begriffen, die sich auf Personengruppen beziehen, nur die männliche Form gewählt wurde, so ist dies nicht geschlechtsspezifisch gemeint, sondern geschah ausschließlich aus Gründen der besseren Lesbarkeit.

2 Emons (2021a). Die Drei vom Ruhrgarten

der Erarbeitung dieses Buches. Ohne ihre fachliche Kompetenz und menschliche Ermutigung wäre es nicht zustande gekommen.

Ich wünsche Ermutigung und Gewinn beim Lesen und lade herzlich zum pflegefachlichen und sozialpolitischen Dialog ein.

Herzliche Segensgrüße
Oskar Dierbach
dierbach@haus-ruhrgarten.de

	Fallbeispiel		Merke
	Empfehlung/Tipp		Information

Inhalt

1 Wer will schon pflegebedürftig werden?

1.1 Motivation und Kraftquelle auf dem langen Weg zu einer menschenwürdigen Pflege

Mit dem Hit »Leben so wie ich es mag« eroberte Peter Maffay 1982 die Charts und traf damit einen Lebensnerv. In jeder Lebensphase sind wir eingeladen und zugleich herausgefordert, unser Leben zu entdecken und zu gestalten. Auch wenn im allgemeinen Mainstream Konsumindustrie, Unterhaltungsindustrie und virtuelle Medienwelten uns gerne auf die Rolle des Konsumenten reduzieren wollen, haben wir das Recht, unser Leben aktiv zu gestalten. Dies gilt auch für die Frage, wie wir im Alter leben wollen.

Leben spüren Tag für Tag – mit über 70, 80, 90 Lebensjahren? Leben spüren im Alter, das heißt auch bei Pflegebedürftigkeit nicht abgeschoben und aufgegeben zu werden. Leben spüren, wenn körperliche, seelische und geistige Kräfte versagen, heißt, es gibt Reha-Möglichkeiten für mich.

> Ich soll leben bis zum letzten Atemzug und meine Selbstständigkeit und Selbstbestimmung sollen gestärkt werden – auch wenn ich einen Schlaganfall hatte, gestürzt bin oder andere gesundheitliche oder soziale Schicksalsschläge erleiden musste.

Niemand wünscht sich einen schweren Unfall mit intensivmedizinischer Behandlung oder ein Krebsleiden mit Chemotherapie. Und doch investieren wir als Gesellschaft viel Geld und Kraft in medizinische und pharmakologische Forschung, um im Fall der Fälle bestmöglich versorgen und rehabilitieren zu können. Wir alle sind krankenversichert, obgleich wir nicht krank werden möchten, damit uns im Bedarfsfall bestmöglich geholfen wird. Vergleichbares sollte doch auch für den Pflegefall gelten.

Pflege braucht auch im fortgeschrittenen Lebensalter die Perspektive »Ich darf leben«. In diesem Buch ist aufgeschrieben, wie dies konkret umsetzbar ist und welche großartigen Erfahrungen Teams der therapeutischen Pflege mit Menschen an den Grenzen ihres Lebens gemacht haben.

Wir haben einen großen Schatz an Fachwissen in der Physio-, Ergo-, Logo- und Motopädie, in der Musikgeragogik, Kunstgeragogik und der Psychotherapie. Wenn wir dieses Fachwissen in verkraftbarer Dosis und fachlich abgestimmt in den Ta-

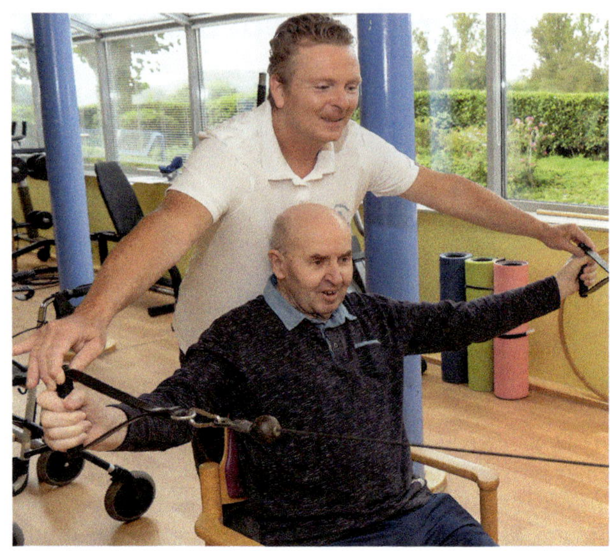

Abb. 1: *Physiotherapie Krafttraining:* rehabilitatives Training in jedem Lebensalter (Foto: Walter Schernstein)

gesablauf eines pflegebedürftigen Menschen bringen, sehen wir kleinere und größere Wunder. Menschen schöpfen neuen Lebensmut, werden wieder mobil und selbstständiger, finden aus der Starre der Depression.

Viele, die vormals überwiegend unselbstständig waren, können nach therapeutischer Pflege mit rehabilitativen Anteilen wieder nach Hause entlassen werden und benötigen keinen stationären Pflegeplatz mehr. Andere finden eine neue Lebensmitte im betreuten Wohnen oder der stationären Langzeitpflege.

Der Autor und seine Crew haben über viele Jahre werkstattmäßig diese Arbeit entwickelt und können zeigen, dass sich therapeutische Pflege sogar betriebs- und volkswirtschaftlich rechnet. Gegen viele Widerstände und über viele Hürden hat der Autor als leitende Pflegefachkraft und Geschäftsführer einer Pflegeeinrichtung zusammen mit engagierten Kolleginnen und Kollegen aus Pflege, sozialer Betreuung, Therapie und Medizin die Pflege und die rehabilitative Therapie Stück für Stück zusammengeführt. Ort dieser kleinschrittigen, alltagsbezogenen Konzeptarbeit war und ist die Evangelische Altenhilfe Mülheim an der Ruhr gGmbH mit zwei Häusern und 113 Pflegeplätzen sowie einer Tagespflegeeinrichtung.

Kraftquelle auf diesen steinigen Wegen mit Hindernissen war und ist der christliche Glaube, der den Menschen in seinem einzigartigen Wert und seiner Hoffnungsperspektive sieht. Kraftquelle waren und sind aber auch die vielen dankbaren Gesichter rehabilitierter Pflegebedürftiger und arbeitszufriedener, motivierter Mitarbeitender.

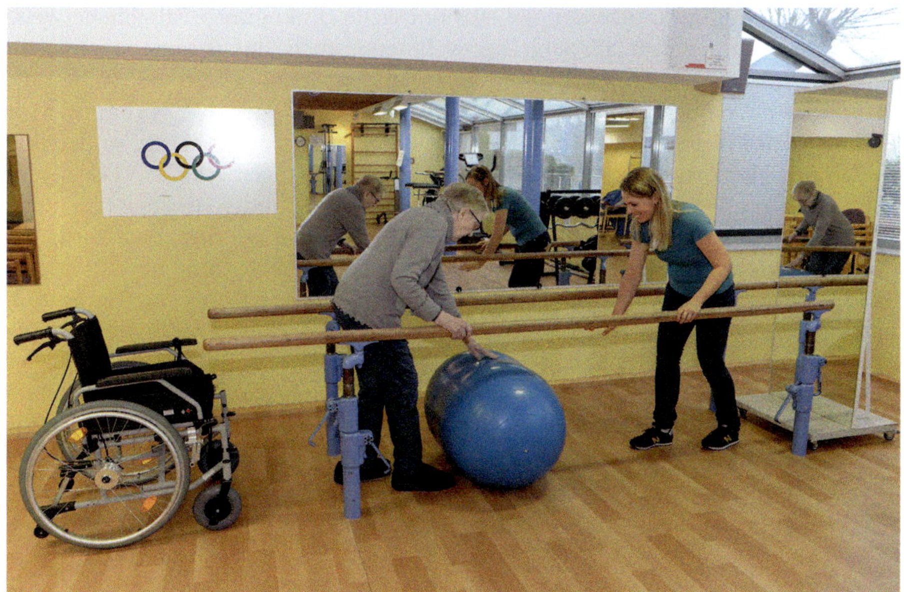

Abb. 2: *Gehtraining:* Training aus dem Rollstuhl ins Gehen und Laufen (Foto: Walter Schernstein)

> Und fragen wir doch einmal die Generation der heute 40- bis 60-Jährigen: Wie wollt ihr älter werden? Wollt ihr euch aktiv an der Gestaltung der sozialpolitischen Rahmenbedingungen eurer eigenen Lebenszukunft beteiligen?

In Dänemark war es im vorherigen Jahrhundert genau diese Generation, die in einem demokratischen Prozess die Weichen für bahnbrechende und einstimmige Entscheidungen im dänischen Parlament, dem Folketing, gestellt haben. Wir haben es in der Hand, unsere Zukunft selber mitzugestalten, weil wir in einer demokratisch pluralistischen Gesellschaft leben.

> Wir dürfen mitbestimmen, ob wir in der Lebensphase schwindender Kräfte und gesundheitlicher Einbrüche im Sinne einer nett verpackten »Siechenpflege« verwaltet werden wollen.

Oder möchten wir auch in einer Phase der Pflegebedürftigkeit rehabilitativ ins Leben zurückgeführt werden? Wollen wir für die Babyboomer noch viele neue Pflegeheime bauen oder lieber viele von ihnen im eigenen Lebensumfeld leben lassen?

Eine aktuelle Studie der opta data Zukunfts-Stiftung gGmbH aus Essen, unter Leitung von Professor Dr. Thomas Druyen, trägt den Titel »Babyboomer-Generation läuft blind in die Pflege-Katastrophe. Studie identifiziert Jahrhundertproblematik« (opta data Zukunfts-Stiftung, 2022). Wir zitieren aus dieser Studie (S. 57): »Warum soll ich mich mit etwas beschäftigen, was nur vielleicht kommt?« Fälschlicherweise wird Pflegebedürftigkeit als Schicksal wahrgenommen, auf das man sich nicht vorbereiten kann. 84 % der Babyboomer waren der Meinung, dass die Realität die Planung sowieso überhole. 77 % sagten, man müsse es nehmen, wie es kommt. 51 % ist das Thema Pflege unangenehm. Auch diejenigen, die gepflegt haben, wollen ihre Kinder nicht belasten. Schließlich haben sie die Erfahrung gemacht, dass Pflege sehr anstrengend ist. Deshalb vermitteln sie das Thema ihren Kindern in der Regel nicht, obwohl sie die idealen Vermittler wären. Die Haltung zu einem Thema wird aber davon bestimmt, dass andere von ihren Erfahrungen berichten und über Probleme und Chancen diskutieren. Diese Möglichkeit wird von der Babyboomer-Generation nicht genutzt, weshalb das Thema »Pflege im Alter« kollektiv verdrängt wird (opta data Zukunfts-Stiftung, 2022).

Weil Pflege über viele Jahre kein öffentliches Thema war, fehlen die Sensibilisierung und die Bereitschaft zur Vorsorgeplanung. Wir sind als Gesellschaft alle herausgefordert, ob wir Leben im Alter und mit Hilfsbedürftigkeit verdrängen oder aktiv gestalten wollen. Der Autor dieses Buches ist für das Gestalten. :)

1.2 Ein Fallbeispiel

In einem realen Fallbeispiel sollen im Folgenden die Chancen und Herausforderungen therapeutischer Pflege erzählt werden.[3] Dabei wird skizziert, wie therapeutische Pflege im Alltag einer Einrichtung umgesetzt wurde und warum die Pflegefachkräfte eine Schlüsselfunktion im Prozessgeschehen haben.

Es wird erläutert, wie rehabilitative Anteile unter medizinischer und pharmakologischer Beratung in die alltägliche Pflege und Betreuung einfließen. Es wurde bewusst ein Fall mit sehr komplexer und schwieriger Ausgangssituation gewählt, um die Vielfältigkeit der Interventionsmöglichkeiten darzustellen. Im beschriebenen Fallbeispiel waren ca. zehn Monate therapeutische Pflege erforderlich, um einen Menschen wieder ins gewohnte häusliche Lebensumfeld entlassen zu können. In der Mehrzahl der Fälle werden sechs Wochen bis zu drei Monaten benötigt, um Menschen in ihrer Mobilität und Selbstständigkeit so zu verbessern, dass sie entweder wieder nach Hause können oder aber mit stabiler Alltagskompetenz entsprechend ihrer individuellen Situation im stationären Bereich Versorgung finden.

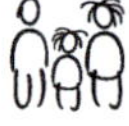

Frau Helga P., 81-jährig, lebte mit ihrem Mann im eigenen Haus, bevor sie eine Hirnblutung erlitt und im örtlichen Krankenhaus akut versorgt wurde. Folgen der Hirnblutung waren der Verlust der Geh- und Stehfähigkeit, eine Aphasie, Gesichtsfeldeinschränkung und eine schwere Angststörung. In den folgenden sechs Wochen wurde sie zunächst akutmedizinisch versorgt und dann in eine Früh-Reha

3 Alle Fallbeispiele im Buch sind anonymisiert.

geschickt. Diese musste jedoch nach kurzer Zeit abgebrochen werden, da die Patientin keinerlei Compliance zeigte und aufgrund ihrer Angstsymptomatik mit erheblichen Abwehrreaktionen reagierte. Auch war sie in ihrem Allgemeinzustand stark reduziert und völlig unselbstständig in der Bewältigung aller alltäglichen Verrichtungen. So ging es nach kurzem Aufenthalt in der Früh-Reha wieder zurück ins Akut-Krankenhaus.

Dort wurde sie in der Geriatrie mit Psychopharmaka und Sedativa behandelt. Es kam zu vermehrten Halluzinationen, dem Verlust des Tag-Nacht-Rhythmus, einer Verstärkung der Angststörung und des Abwehrverhaltens; längere Schlafphasen wechselten mit Wachphasen, die durch lautes Rufen und erhebliche motorische Unruhe geprägt waren. Der Krankenhausentlassungsbericht enthielt die Feststellung, dass alle Versuche, die Medikation zu reduzieren, »frustrant« verliefen und somit eine Reduktion der Psychopharmaka und Sedativa nicht erfolgte.

In diesem Zustand traf Helga P. mit Liegend-Transport und schlafend in der Pflegeeinrichtung ein. Das multiprofessionelle Konsil legte folgende vorrangige Therapieziele fest:

1. schleichende Reduktion der Sedativa und Psychopharmaka unter fachärztlicher Aufsicht und mit kleinschrittiger pflegefachlicher Begleitung rund um die Uhr sowie
2. Sicherstellung einer ausreichenden Versorgung mit Flüssigkeit und Nahrung in den zunächst völlig unplanbaren Wachphasen der Bewohnerin.

Es wurde bewusst auf jede Form der apparategestützten Versorgung (PEG, intravenöse Versorgung) verzichtet, weil aufgrund der bekannten Angststörung und des Abwehrverhaltens bei beabsichtigter zunehmender Wachheit der Bewohnerin nicht mit der Akzeptanz dieser Versorgung zu rechnen gewesen wäre.

Somit musste rund um die Uhr stets eine *Pflegefachkraft spontan abrufbereit* sein, wenn Frau P. wach wurde, um ihr Nähe, Orientierung und vor allem Flüssigkeit und Nahrung sowie Medikation zu geben. Nur eine Pflegefachkraft konnte in solchen Wachphasen entscheiden, was jeweils möglich und wie der Angst sowie dem Abwehrverhalten zu begegnen war. Der Aufbau einer vertrauenschaffenden Beziehung war die Basis, auf der die fachärztlich verantwortete Medikation abgebaut und die notwendige Umstellung erfolgen konnten. Wachphasen wurden nun regelmäßiger. Mit der langsamen Rückkehr ins Leben konnten zwei weitere Pflege- und Behandlungsziele ins Auge gefasst werden:

1. Mobilisation aus dem Bett und
2. Stärkung eines gesunden Tag-Nacht-Rhythmus.

Die Mobilisierung aus dem Bett geschah unter fachlicher Anleitung durch den Physiotherapeuten. Die Pflegekräfte setzten vereinbarte Übungen über den Tag verteilt fort, je nach tagesformabhängiger Compliance der Bewohnerin.

Dies war schlussendlich der Schlüssel zum Erfolg: Die Bewohnerin gab von Anfang an die Taktung vor, wann und wie lange was mit ihr geschehen durfte. Und die Pflegekräfte passten sich dieser Taktung an: Das allein ließ bei der Bewohnerin wieder langsam Vertrauen in sich selbst und ihre Umgebung wachsen. Und nur so konnte die Angst, ergänzt durch medikamentöse Therapie, Schritt für Schritt besiegt werden.

Pflegekräfte übernahmen Teile der bewegungstherapeutischen Aufgaben. Ihre wichtigste Aufgabe war es, im günstigen Moment da zu sein und das Richtige zu tun, aber auch empathisch den Willen und die Belastungsgrenze von Helga P. wahrzunehmen und zu respektieren. Der Einsatz von Lichttherapie half den Tag-Nacht-Rhythmus wieder in eine gesunde Richtung zu verändern, ebenso leichte Aktivität im Rollstuhl an frischer Luft vor dem Einschlafen. Bei all den geschilderten kleinen wie großen Handlungsschritten wurde ihr Ehemann einbezogen, so wie es seine eigenen Kräfte zuließen.

Nach neun Wochen waren die physische und psychische Stabilität sowie eine ausreichende Ansprechbarkeit so weit wiederhergestellt, dass nun gezielt Bewegungstherapie zur Mobilisation aus dem Rollstuhl zur Geh- und Stehfähigkeit und Logopädie beginnen konnten. Der Schlüssel zur Motivation für diese für die Bewohnerin sehr anstrengende Phase der Regeneration und Rehabilitation wurde von den Pflegefachkräften in den vorangegangenen Wochen der intensiven kleinschrittigen Begleitung entdeckt: Es waren ihre bunten Dahlien im Garten zu Hause und die Sehnsucht, genau dort wieder gemeinsam mit ihrem Mann sitzen zu können und Kaffee zu trinken.

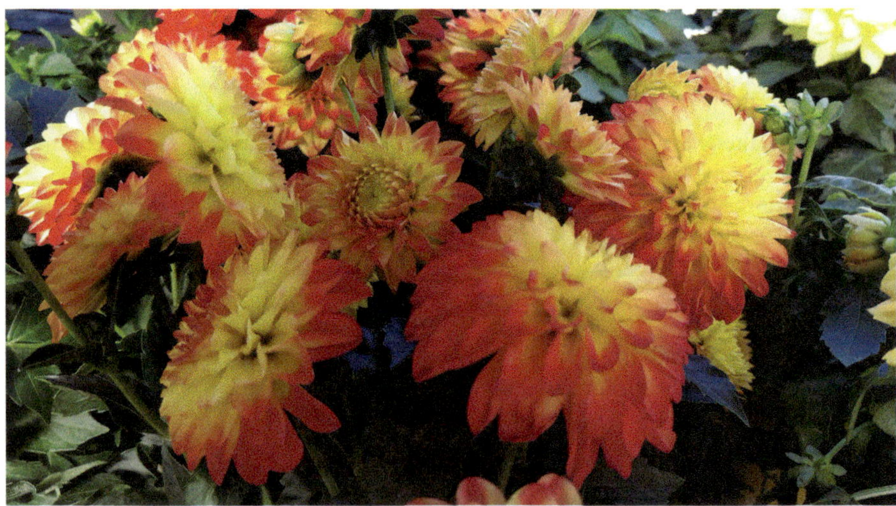

Abb. 3: Dahlien als Schlüssel zur Rückkehr ins Leben (Foto: Ev. Altenhilfe)

Also begann die wochenlange, mühselige Kleinarbeit der Mobilisierung aus dem Rollstuhl und der Logopädie mit einem ausgedehnten Kaffeetrinken mit ihrem Ehemann, einer vertrauten Pflegekraft und einem Fotoalbum mit Bildern ihrer Dahlien. Über 300 Mal waren es Pflegefachkräfte, die im Tagesablauf den günstigsten Moment bei Helga P. erkannten, die Chance ergriffen und mit der Bewohnerin in die speziell eingerichtete Bewegungstherapie fuhren und dort nach zuvor erfolgter Anweisung des Physiotherapeuten am Gehbarren immer wieder dieselbe Übung machten. Motopädisch geschulte Bewegungstrainerinnen ergänzten die Trainings der Pflegefachkräfte und des Physiotherapeuten, sodass ein abgestimmtes Bewegungsprogramm an jedem Tag stattfinden konnte. Unter Anleitung der Logopädin übernahmen Pflegefachkräfte kleine Einheiten des Sprachtrainings, stets integriert in den Alltagsablauf.

Nach insgesamt drei Monaten hatte Helga P. erstmals auch den Mut und die Kraft, zusammen mit ihrem Mann regelmäßig in einer familienähnlichen Kleingruppe ihren Tag zu verbringen und so das Leben in Gemeinschaft mit Gesprächen, ein bisschen Hauswirtschaft, gemeinsamen Mahlzeiten, gemeinsamem Lachen und kleinen Festen zu entdecken. Einen weiteren Monat später (vier Monate nach ihrem Einzug) erhielt sie nur noch ein Viertel der Medikamentendosierung der Psychopharmaka und Sedativa im Vergleich zum Zeitpunkt der Heimaufnahme. Wieder einen Monat später wurde sie von der Bewohnerschaft in den Bewohnerbeirat gewählt. Aus Dankbarkeit und mit neu gewonnener Lebensfreude backte sie in der Weihnachtszeit für ihre Kleingruppe fünf Bleche Plätzchen.

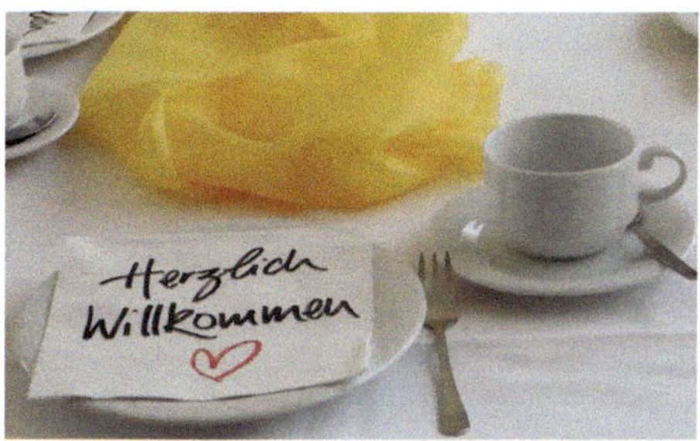

Abb. 4: Endlich wieder gemeinsame Kaffeetafel (Foto: Ev. Altenhilfe)

Nach insgesamt sechs Monaten fanden erste begleitete Besuche in ihrem Zuhause statt, geleitet von der Vorfreude auf die neue Blütezeit der Dahlien. Anschließend zog Helga P. zurück zu ihrem Mann in das eigene Haus. Der Facharzt für Neurologie, Psychiatrie und Psychotherapie begleitet sie ambulant weiter. Das Ehepaar hat regelmäßige hauswirtschaftliche Hilfe. Die Medikamentenversorgung wird durch eine Fachkraft ambulant begleitet. Sonst benötigt Helga P. keinerlei Pflegehilfen. Die meisten Fälle, in denen Menschen nach therapeutischer Pflege wieder nach Hause gehen, sind weniger komplex und dauern in der Behandlung zwischen sechs Wochen und drei Monaten.

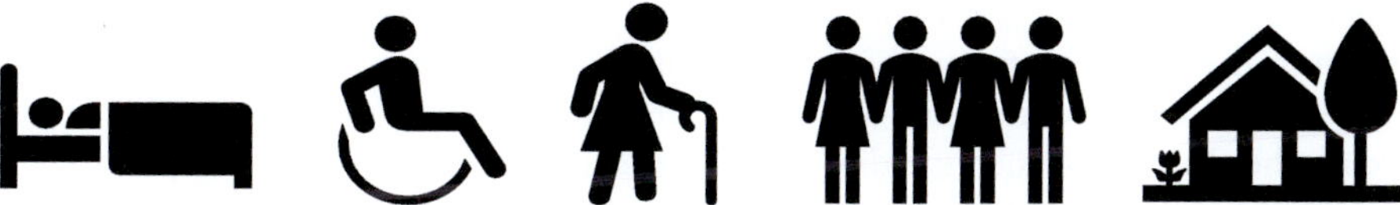

Abb. 5: Positive Entwicklung durch therapeutisch-rehabilitative Pflege (eigene Darstellung)

2 Was ist therapeutische Pflege?

Ethische und fachliche Prämissen

2.1 Das Ziel: Lebensqualität und Selbstwirksamkeit

»Die zentrale Frage ist: Wie können wir die Lebensqualität verbessern?«
Prof. Dr. Markus Jüptner, Facharzt für Neurologie und Psychiatrie

»Wir versuchen umfassend, den Bewohner wieder aufzubauen.«
Karla Wischmann, Motopädin

Therapeutische Pflege mit rehabilitativen Anteilen: Zwei Begriffe, die den ganzheitlichen Ansatz des Pflegemodells perfekt benennen.

Das Wort »Therapie« ist hergeleitet von den altgriechischen Wörtern »therapeia/theràpon« und heißt übersetzt »Pflege«, aber auch »Dienst« und »Gefährte, Begleiter«. Therapeutische Pflege bedeutet also eine Wegbegleitung, eine Gefährtenschaft im Dienst des Betroffenen und begleitet ihn auf dem Weg der Heilung oder der Erlangung verbesserter Lebensbedingungen.

Der Begriff »Rehabilitation« kommt aus dem Lateinischen und bedeutet Wiederherstellung, Wiederbefähigung: Rehabilitation heißt also größtmögliche Wiedererlangung der Eigenständigkeit und der Selbstbestimmung.

Die pflegerische und therapeutische Begleitung auf dem Weg zurück zu mehr Selbstständigkeit – das ist der Kern des Pflegemodells der therapeutischen Pflege mit rehabilitativen Anteilen. Dabei fördert diese Pflege Menschen unabhängig von Alter oder Diagnosen, sie orientiert sich an Wünschen und Ressourcen des Einzelnen. Ziel ist es, die Lebensqualität und Selbstwirksamkeit eines Menschen, seinen Lebensmut sowie Fähigkeiten und Fertigkeiten zu stärken bzw. zurückzugewinnen.

Therapeutische Pflege verbindet Grundpflege, Behandlungspflege und soziale Betreuung mit Elementen verschiedener rehabilitativer Therapien zu einer ganzheitlichen, multiprofessionellen Maßnahmenstruktur. Umfang und Zeitpunkte therapeutischer Interventionen werden dabei an der Tagesform und der Compliance des Pflegebedürftigen orientiert. Im besten Fall wird die Rückkehr aus der stationären Pflegebedürftigkeit ins eigene Wohn- und Lebensumfeld angestrebt.

Das Konzept der therapeutischen Pflege mit rehabilitativen Anteilen wird im Folgenden auch in sprachlichen Varianten benannt, so z. B. verkürzt »rehabilitative Pflege« oder »therapeutische Pflege«. Gemeint ist jedoch stets das gleiche Handlungskonzept. Mal soll die gleichwertige Bedeutung von Rehabilitation und Pflege betont werden, ein anderes Mal steht der Reha-Aspekt stärker im Vordergrund oder es gilt den besonderen Charakter der Pflege als Weggemeinschaft und Beziehungsarbeit (theràpon = Weggefährte) herauszustellen.

2.2 Die Grundlage: Das Menschenbild

Aussagen zum Menschenbild sind oft einladende und einleitende Formulierungen im Leitbild einer Einrichtung oder eines Trägers. Doch die Realität morgens um halb sieben hinter verschlossenen Türen oder auch bei der Inkontinenzversorgung des Nachts sieht oft ganz anders aus als die hier getroffenen Formulierungen es beschreiben. Hierfür gibt es viele Gründe und Ursachen. Einige seien genannt:

- Zeit- und Personalmangel und dadurch überforderte Akteure
- Machtkämpfe und Eitelkeiten
- Zu viel Priorität auf Bürokratie in der Pflege und zu wenig Zeit bei den Pflegebedürftigen selbst
- Mitarbeiter-Ängste vor Sanktionen, wenn bürokratische Anforderungen nicht erfüllt werden
- Mangelnde fachliche und/oder persönliche Kompetenzen im Verstehen altersbedingter Entwicklungsprozesse
- Mangelnde Empathie für den alternden Menschen
- Mangelnde persönliche Kompetenz von Leitung und Mitarbeitenden
- …

Aber unter der Voraussetzung, dass Aussagen zum Menschenbild wirklich vor Ort beim Pflegebedürftigen und den ihn Betreuenden im Alltag handlungsleitend sind, wollen wir für die therapeutische Pflege folgende Aussagen zum Menschenbild formulieren:

- Jeder Mensch ist ein einzigartiges Original und hat das unveräußerbare Recht, als solches wahr- und ernstgenommen zu werden.
- Das menschliche Leben ist endlich, aber bis zum letzten Atemzug hat jeder Mensch das Recht auf Leben, Würde und Selbstbestimmung.
- Im Dienst am Menschen darf kein Mensch in moralische Verletzungen genötigt werden, dadurch, dass er gegen eigenes Wissen und Gewissen handeln muss.
- Der Umgang mit Schwachen prägt den Zusammenhalt, die Gerechtigkeit und die Menschlichkeit einer Gemeinschaft und Gesellschaft.

Die hier getroffenen Aussagen zum Menschenbild sind stark inspiriert vom biblisch christlichen Menschenbild. In den Worten und Gedanken der biblischen Botschaft würde man so formulieren:

- Der Schöpfer Gott hat seine Menschen als Originale einzigartig und sich selbst zum Abbild geschaffen. Dieser unveräußerbare Wert darf von keinem anderen Menschen infrage gestellt werden.
- Der Erlöser Gott hat mit der Auferstehung des Jesus Christus von den Toten die begrenzte Menschenzeit und die göttliche Ewigkeit miteinander verbunden. Weil es dadurch die Perspektive des ewigen Lebens gibt, heißt am irdischen Lebensende auch die Perspektive immer noch Hoffnung und Leben. Das soll den Geist von Pflege und Betreuung auch im höheren Lebensalter prägen.
- Jeder Dienst am Menschen ist zugleich auch immer ein Gottesdienst, weil Gott selber zum Dienst befähigt und beauftragt und zugleich in seinem Wort und im menschlichen Gewissen die Maßstäbe für menschliches Handeln festlegt. Deshalb ist jeder Mensch in seinem Handeln zuallererst seinem Gewissen und Gott gegenüber Antwort schuldig, also verantwortlich. Kein Mensch darf diese Gewissensverantwortung eines anderen beugen – auch nicht bei Pflegemitarbeitern!
- Der lebendige Gott steht immer auf der Seite der Schwachen und handelt oft wunderbar und segnend gerade durch sie. Jesus formuliert dafür als Begründung, dass sein Vater im Himmel dadurch das menschengemachte Recht des Stärkeren über den Schwächeren aufhebt und eine neue Gerechtigkeit begründet.

Diese neue Gerechtigkeit ist von Nächstenliebe und Barmherzigkeit geprägt. Hier kann Pflege eine vorbildliche Strahlkraft in die Gesellschaft bekommen. Hier kann therapeutische Pflege eine Vorbildfunktion für gesellschaftliche Veränderungsprozesse bekommen.

2.3 Pflege und Betreuungsarbeit neu denken

> »Die Würde des Menschen ist unantastbar, sie zu schützen ist Verpflichtung aller staatlichen Gewalt.« (Grundgesetz der Bundesrepublik Deutschland, Art. 1)

Nicht weniger als diese Kernaussage unseres Grundgesetzes fordern wir ein, wenn wir therapeutische Pflege als Regelleistung für alle, die es betrifft, postulieren. Auch in höherem Lebensalter soll es nicht um eine mehr oder weniger aktivierende Verwahrung gehen, sondern um rehabilitativ gestaltete Hilfe ins Leben und im Leben. Wir vertreten diesen Standpunkt hochmotiviert, weil wir aus humanitären und ethischen Gründen zutiefst davon überzeugt sind. In der praktischen, jahrelangen Umsetzung therapeutischer Pflege konnten wir empirisch zeigen, dass diese Form der altersspezifischen Pflege auch ökonomisch sinnvoll ist.

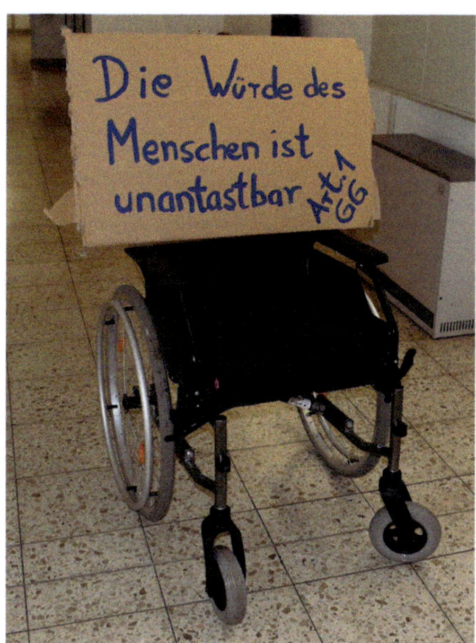

Abb. 6: Art. 1 Grundgesetz (Foto: Ev. Altenhilfe)

Wir haben die Arbeit der therapeutischen Pflege mit rehabilitativen Anteilen in einer mittelgroßen Pflegeeinrichtung Schritt für Schritt entwickelt. Dies hatte und hat bis heute Werkstatt-Charakter. Trotz der begrenzten personellen und finanziellen Ressourcen konnten wir bisher signifikante Entlassungszahlen nach erfolgreicher therapeutischer Pflege aus unserer Einrichtung auch von vormals schwer eingeschränkten Menschen verzeichnen. Sie lagen in den Jahren vor der Corona-Pandemie bei 15–20 % der Neuaufnahmen.

Aber auch bei den dauerhaft in der Pflegeeinrichtung zu Betreuenden konnten deutliche Einsparungen durch vermiedene Krankenhausaufenthalte und eingesparte Medikamente gegenüber den Kosten im Landesdurchschnitt erzielt werden. Dies ist den Mehrkosten für therapeutische Pflege gegenüber einer Regelversorgung entgegenzustellen. Wir gehen davon aus, dass bei konsequenter Umsetzung der therapeutischen Pflege in der vollstationären Versorgung 20–25 % der Neuaufnahmen wieder längerfristig oder dauerhaft in die eigene Häuslichkeit oder ein betreutes Wohnen entlassen werden können. Dies könnte den Kosten- und Kapazitätsdruck auf die stationäre Pflegeversorgung in den kommenden Jahren deutlich entlasten.

Die immer noch große Zahl derer, die trotz therapeutischer Pflege dauerhaft einen stationären Pflege- und Betreuungsplatz brauchen, erfährt durch das andere Pflegekonzept eine deutliche Steigerung der Selbständigkeit, Alltagskompetenz, Vitalität und Lebensermutigung. Das hat unmittelbare Auswirkungen auf die individuelle Lebensqualität, aber auch auf die Atmosphäre in Pflegeheimen und somit auch auf die Attraktivität des Berufsalltags in Pflegeheimen.

Fragen der konsequenten Rehabilitation stehen im Mittelpunkt der therapeutischen Pflege. Die Frage, was ein Mensch morgen möglicherweise wieder selbstständig kann, ist zentral.

In diesem Handlungsansatz ist die therapeutische Pflege der klinisch-geriatrischen Komplexbehandlung sehr nahe. Die therapeutische Pflege richtet sich in ihrer Zielgruppe an Menschen, bei denen akut die Pflege gegenüber der Reha eindeutig überwiegt und deren Allgemeinzustand und Compliance für eine geriatrische Komplexbehandlung nicht ausreichen.

Trotz deutlich reduzierter Bilder der Selbständigkeit und Alltagskompetenz wollen wir den Blick unserer Kolleginnen und Kollegen bei Heimaufnahme nicht allzu stark auf die Defizite fixieren, auch wenn diese über die Pflegegrade leider immer noch ausschließliche Grundlage der Finanzierung unserer Pflege sind.

Methodisch steht Beziehungsarbeit im Vordergrund. Wir sind davon überzeugt, dass Verstehen und Vertrauen wichtige Schlüssel für gelingende Pflege und Betreuung und erst recht für die Compliance eines Menschen sind, sich auf den oft mühseligen Weg kleiner Therapieschritte einzulassen. Die Überschrift dieses Kapitels formuliert »Pflege und Betreuungsarbeit neu denken«. Aber eigentlich sind die Grundprinzipien unseres Denkens gar nicht so neu und einzigartig.

Zwei der profiliertesten Vordenker im deutschsprachigen Raum, wenn es um therapeutisch-rehabilitative Pflege geht, sollen hier genannt werden: Der Wiener Erwin Böhm hat mit seiner Arbeit in den 60er, 70er und 80er Jahren des vorigen Jahrhunderts die Entwicklung einer modernen, geriatrischen Krankenpflege maßgeblich beeinflusst. In seinem 1988 erstmals erschienenen Buch »Verwirrt nicht die Verwirrten« (Böhm, 2011) fordert er die »Re-Habilitation« als Grundlage jeder Kranken- und Altenpflege. Prof. Erich Grond, selber 15 Jahre ärztlicher Leiter in der Altenpflege, beschreibt schon sehr früh in der 2. Hälfte des letzten Jahrhunderts die nachhaltige Wirksamkeit therapeutischer Zusammenarbeit von Ärzten, Pflegenden und Sozialarbeit. Bis heute haben die Grundlagen dieses therapeutischen Pflege- und Betreuungsverständnisses, wie er sie 2008 nochmals überarbeitet hat, ihre Gültigkeit nicht verloren (Grond, 2008). Diese beiden Vordenker beschäftigen sich mit der rehabilitativen Pflege alter Menschen, die eine erhebliche gerontopsychiatrische Veränderung zeigen. Das genau entspricht auch unserer Erfahrung, dass gerade auch Menschen, die ein dementielles, depressives oder psychiatrisches Krankheitsbild haben, zur Zielgruppe der therapeutischen Pflege gehören.

Das Thema »Rehabilitation in der altersspezifischen Pflege« wurde in der politischen und fachlichen Diskussion in Deutschland immer wieder betrachtet, ist aber leider nicht weiterentwickelt worden. Schon früh nach Einführung des Pflegeversicherungsgesetzes gab es Stimmen, die auf systemische Fehler hinwiesen und Perspektiven einer menschenwürdigen Altenpflege aufzeigten (Dierbach, 1997).

Im Rahmen der Konzertierten Aktion im Gesundheitswesen, die 2003 ihren Abschlussbericht vorlegte, wurde intensiv über rehabilitative Pflege auch in der Geriatrie diskutiert. Der Bericht legt sehr ausführlich dar, wieso die Rehabilitation im Rahmen der Pflege nicht umgesetzt wird (Bundesministerium für Gesundheit, 2003, S. 213 ff.). Dabei blockieren fehlende Inhalte in der Ausbildung der Pflegekräfte und der Ärzte, fehlende Anreize für die Krankenkassen, Unstimmigkeiten in sozialrechtlichen Bestimmungen sowie fehlende Anreize bei den Leistungsempfängern durch »drohende« Herunterstufung beim Pflegegrad.

Auch die Enquete-Kommission des Landtags Nordrhein-Westfalen zum Thema »Situation und Zukunft der Pflege in NRW«, die 2005 ihren Abschlussbericht veröffentlichte, kommt zu dem Schluss, dass Rehabilitation in der Pflege zwar sehr wichtig wäre, aus verschiedenen Gründen in Deutschland aber nicht umgesetzt wird. Auch hier werden wieder Gründe wie fehlende Ausbildungsinhalte, fehlendes Selbstverständnis der Pflegeberufe sowie ungeklärte rechtliche, finanzielle und organisatorische Rahmenbedingungen genannt (Landtag Nordrhein-Westfalen, 2005, S. 412ff.). Es ist leider festzustellen, dass Hindernisse auf dem Weg zu einer therapeutisch-rehabilitativen Pflege in den letzten 20 Jahren in Deutschland nicht abgebaut oder wenigstens verringert wurden. Wo liegen die tieferen Gründe für diese Blockade? Wer hat Angst vor einer Humanisierung der Pflege und wer profitiert vom derzeitigen System?

International wird das Thema »Rehabilitation in der Pflege« ebenfalls seit ungefähr 20 Jahren intensiv diskutiert, aber auch weiterentwickelt und vor allem praktisch umgesetzt.

Es geht dabei

- um mehr Selbstbestimmung und Selbständigkeit auch im höheren Alter,
- um den besseren Übergang vom Krankenhaus in die eigene Häuslichkeit,
- um Kostenersparnisse im Gesundheitssystem und
- um die Motivation der Mitarbeitenden.

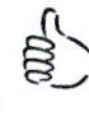

Also genau die Punkte, die auch in den Überlegungen der Ev. Altenhilfe Mülheim an der Ruhr gGmbH im Vordergrund stehen und in Deutschland theoretisch auch bekannt sind.

Das Thema »Rehabilitation in der Pflege und für Hochaltrige« wird z. B. in Großbritannien, Österreich, Skandinavien, Neuseeland, Australien oder in den USA umgesetzt. Die Ergebnisse und die Wirksamkeit dieser Art von Pflege sind Bestandteil der pflegewissenschaftlichen Forschung. Beispielhaft finden Sie im Literaturverzeichnis einige internationale Studien zu diesem Thema: Lewis et al. (2021), Rostgaard et al. (2023), Aspinal et al. (2016).

Rehabilitation – »Reablement« oder »Restorative Care« – bedeutet in diesen Projekten eine Phase, in der multidisziplinäre Teams im Rahmen intensiver therapeutischer Arbeit verlorengegangene Fähigkeiten des Betroffenen zurückgewinnen möchten. Die Zeiträume umfassen z. B. vier bis zwölf Wochen (aber auch bis zu zwölf Monate), die individuellen Ressourcen und Wünsche des einzelnen Menschen stehen dabei im Vordergrund. Dieses Training geschieht teilweise während einer Übergangspflege, die in einer Pflegeeinrichtung angesiedelt ist. In Dänemark gibt es beispielsweise Altenheime, die speziell diese rehabilitative Pflege anbieten (Ministry of Health, 2017, S. 22). Es geht also einerseits um die Rückkehr nach Hause im

Anschluss an einen Krankenhausaufenthalt, aber genauso geht es um höhere Lebensqualität beim Verbleib in der Langzeitpflege (Lewis et al., 2021).

Da vor allem mehr Selbstständigkeit und höhere Lebensqualität im Vordergrund stehen, liegen diesen Ansätzen auch ein innovativer Pflegebegriff und eine andere Sicht auf den zu Pflegenden zugrunde: Es geht nicht um »Pflege für«, sondern um »Pflege mit« – also Pflege auf Augenhöhe, in Kooperation und mit gemeinsamen Zielen. Denn die Pflege arbeitet selbstverständlich am rehabilitativen Prozess mit, ist Teil der oben erwähnten multidisziplinären Teams. In Deutschland ist die rehabilitative Pflege leider noch nicht so breit in der praktischen Umsetzung, das Thema fand in der Pflegewissenschaft und in der öffentlichen Diskussion eher weniger Beachtung.

Das hat sich erfreulicherweise geändert mit Blick auf den dramatischen Personalmangel in der Pflege und den durch die Babyboomer zu erwartenden starken Anstieg der Anzahl Pflegebedürftiger in naher Zukunft. Aus diesen Gründen ist das Thema Pflege heute verstärkt auf der Tagesordnung. Auch wurde die Botschaft endlich gehört, dass eine menschenwürdige und rehabilitativ ausgerichtete Altenpflege unsere Finanzen nicht ruiniert, sondern am Ende auch volkswirtschaftlich besser ist. Zur thematischen Vertiefung gerade dieses Aspektes weisen wir auf folgende Veröffentlichungen aus den Jahren 2020–2022 hin: Allgeier (2021), Roloff (2021), Dierbach (2020, 2021, 2022) sowie die Bundespressekonferenz, die als Startschuss zur öffentlichen Diskussion verstanden werden kann (Evangelische Altenhilfe, 2020).

Vielleicht ist unser Beitrag als Werkstatt-Einrichtung in Mülheim an der Ruhr zu Erneuerung und Humanisierung der Pflege der, dass wir uns durch Bürokratisierung und Fremdbestimmung der Pflegelandschaft nicht vom ursprünglichen Auftrag der individuellen und beziehungsorientierten, therapeutisch ausgerichteten Pflege haben abbringen lassen. Ältere Menschen haben uns mit ihrer Entwicklung und Lebensfreude darin tagtäglich bestärkt und ebenso die Arbeitszufriedenheit und Sinnerfahrung unserer Kolleginnen und Kollegen, und das alles trotz vieler Grenzerfahrungen, die auch wir kennen. Auch haben wir immer wieder darauf hingewiesen, dass rehabilitativ ausgerichtete Pflege sich betriebs- und volkswirtschaftlich rechnet. Aufgrund der dramatischen Situation in der Langzeitpflege ist dieses Modell der Pflege, das in der Ev. Altenhilfe Mülheim entwickelt wurde, mittlerweile in der breiteren Diskussion um die Zukunft der Pflege angekommen. Dies spiegelt sich in den oben genannten Veröffentlichungen wider (s. o).

> Die konsequente Umsetzung der Menschenwürde in der Pflege ist nicht nur ein humanitärer und medizinischer Gewinn, sondern auch ein sozialökonomischer.

2.4 Was unterscheidet therapeutische Pflege von den heutigen Regelleistungen nach SGB XI?

In der folgenden tabellarischen Gegenüberstellung werden Unterscheidungsmerkmale der pflegerischen Regelversorgung nach SGB XI und des Handlungskonzeptes der therapeutischen Pflege grob skizziert (▶ Tab. 1).

Die zwischen den Vertragspartnern der Kostenträger und der Leistungserbringer nach SGB XI vereinbarte Regelversorgung soll als »aktivierende« Pflege erbracht werden. Ziel und Auftrag dieser Qualität der Pflege ist gemäß Rahmenvertrag Stationäre Pflege in NRW § 2, Abs. 2:

> »Die Durchführung und Organisation der Pflege richten sich nach dem allgemeinen Stand der medizinisch-pflegerischen Erkenntnisse. Die Pflegeleistungen sind in Form der aktivierenden Pflege unter Beachtung der Qualitätsvereinbarung nach § 80 SGB XI zu erbringen.« (NRW Landesregierung, 1999, Rahmenvertrag, S. 7)

Dies sind sehr umfassende Zielvereinbarungen, die für die konkrete Umsetzung in den alltäglichen Pflegealltag auf den jeweils gültigen pflegewissenschaftlichen Erkenntnisstand verweisen.

Schaut man allein auf Rahmenvertrag und Pflegewissenschaft, so ergeben sich heute schon deutliche Schnittmengen – auch im rehabilitativen Anteil der Pflege – in der Regelversorgung. Nun ist aber die bittere Realität die, dass nach Feststellung der Studie von Prof. Rothgang zur Bemessung des Personalbedarfs in Pflegeeinrichtungen (Rothgang, 2020) die personelle Ausstattung in den Einrichtungen bundesweit durchschnittlich 42 % unter den Werten liegt, die notwendig wären, um vereinbarte Standards der aktivierenden Pflege auch tatsächlich erbringen zu können.

Darüber hinaus bleibt das heute gültige Begutachtungsmanagement zur Pflegebedürftigkeit trotz reformiertem Pflegebedürftigkeitsbegriff eindeutig defizitorientiert. Es bemisst die Höhe der Leistungen der Pflegekasse ausschließlich an den Aufwendungen zur Kompensation fehlender Alltagskompetenzen und Selbstständigkeiten des Pflegebedürftigen. Aktivierende oder gar rehabilitative Pflege wird zwar gefordert, jedoch nicht honoriert.

Wirtschaftliche Zwänge einer Pflegeeinrichtung fokussieren also den Blick auf die Defizite eines Pflegebedürftigen. Je größer die Defizite, desto größer die Chance auf einen hohen Pflegegrad und damit auf hohe Entgelte. Diese Ausrichtung lässt therapeutische Pflege und Rehabilitation auf den ersten Blick als geschäftsschädigendes Verhalten erscheinen.

Tab. 1: Unterscheidungsmerkmale Regelversorgung und therapeutische Pflege (eigene Zusammenstellung)

Themenbereiche	Regelversorgung nach SGB XI	Therapeutische Pflege
Anamnese-Schwerpunkt	Feststellung der Defizite und Teil-Selbständigkeiten sowie Ermittlung nach SGB V zu erbringender externer Reha-Maßnahmen durch den MDK	Einrichtungsinterne Ermittlung der Reha-Potentiale, die in multiprofessioneller Zusammenarbeit und integriert im alltäglichen Pflegeprozess zu bearbeiten sind
Primärer Auftrag an Pflege	Kompensation verloren gegangener Fertigkeiten und Fähigkeiten	Systematisches Training zur weitestgehenden Rückgewinnung verlorener Fertigkeiten nach individuellem Therapieplan, angeleitet durch Reha-Experten, durchgeführt von der Pflege
Sekundärer Auftrag an Pflege	Aktivierende Gestaltung der Pflege und Prävention zur Vermeidung von Verschlimmerung	Kompensation verloren gegangener Fertigkeiten und Fähigkeiten, Prävention
Fachliche Qualifikation	Pflegefachausbildung, ärztliche Beratung	Pflegefachausbildung in kleinschrittiger, multiprofessioneller Zusammenarbeit mit Therapeuten, Fachärzten und Apotheker
Ressourcen	lt. Rothgang-Studie durchschnittlich 42 % unter dem notwendigen Maß zur Erbringung der vereinbarten QM-Standards (Rothgang, 2020, S. 248)	An Reha-Bedarf angepasster, höherer Personalschlüssel mit besonderer fachlicher Qualifikation
Primärziel des Leistungserbringers	Standardisierte Versorgungsabläufe und hohe Pflegegrade	Möglichst viele Entlassungen nach erfolgreicher Reha oder verbesserte Lebensbedingungen der Pflegebedürftigen, hohe Sinnerfahrung der Mitarbeiter

Satt und sauber in die Betten zu pflegen, bleibt auch nach der letzten Pflegereform für ein Pflegeunternehmen auf kurze Sicht materiell lukrativer als Menschen mit viel Personalressourcen zu rehabilitieren.

Warum dies für Pflegeunternehmen wie Kassen und Sozialhilfeträger eine kurzsichtige und somit falsche und nicht zukunftsfähige Sicht ist, bemüht sich dieses Buch herauszuarbeiten.

Es gibt viele Medienberichte, die Hintergründe zur Situation der Regelversorgung in der Pflege in Deutschland seriös beleuchten und Zusammenhänge erklären. Sie alle kommen zu dem Ergebnis, dass es grundlegender systemischer Veränderungen bedarf. Als exponiertes Beispiel der medialen Berichterstattung sei ein Leitartikel in der Süddeutschen Zeitung genannt (Stadler, 2022).

3 Was braucht therapeutische Pflege?

Strukturelle und materielle Voraussetzungen

Damit therapeutische Pflege implementiert und entwickelt werden kann, braucht eine Pflegeeinrichtung einige Voraussetzungen. Nun soll diese Einleitung aber nicht gleich zu den frustrierenden Fragen führen: Erwartet uns noch mehr Konzeptionelles, Strukturelles, Bürokratisches in unserem Pflegealltag? Wie sollen wir das denn schaffen? Klare Antwort: Nein!

Bevor es anschließend sehr konkret wird, deshalb hier zunächst zwei Entwarnungen: 

- Erste Entwarnung: Sinn und Ziel der therapeutischen Pflege sind nicht noch mehr Organisation und Verwaltung in der Pflege, sondern mehr Menschenwürde, Lebensfreude und Lebensqualität im Alltag, und zwar sowohl für die Hilfesuchenden wie für die Pflegeprofis. Dies wird nicht nur, aber auch durch mehr Personal erreicht und durch sichtbare Therapieerfolge, die motivieren.
- Zweite Entwarnung: Besser klein anfangen als überhaupt nicht! So lautet die Devise. Es ist nicht notwendig, direkt ganze Heime oder Einrichtungen auf therapeutische Pflege umzustellen. Man möge mit einem kleinen Bereich beginnen, für den motivierte Mitarbeitende und entsprechende Räumlichkeiten zur Verfügung stehen. Vielleicht erst einmal für 10, 15 oder 25 Plätze.

Therapeutische Pflege ist ein wachsender Prozess des Umbaus und der Veränderung bestehender Versorgungsstrukturen, zusammen mit allen engagierten und motivierten Mitarbeitenden. Damit solche Wachstums- und Veränderungsprozesse gelingen können, braucht es neben Geduld ein paar Grundeinstellungen und einige Voraussetzungen, die geschaffen werden müssen.

3.1 Das spezielle Handlungskonzept

Dieses Konzept beinhaltet folgende Bausteine:

- Interdisziplinäre Konsile (Pflege, Medizin, Pharmakologie und Therapie) begleiten den gesamten Prozessverlauf der therapeutischen Pflege. Die Konsile finden in verschiedener Zusammensetzung und in unterschiedlichen Phasen der Intervention statt (▸ Abb. 7; ▸ Kap. 4.5 zum Thema der multiprofessionellen Konsile).

- Die Fachapothekerin/der Fachapotheker ist nicht nur bei der Medikamentenanalyse zum Start einer therapeutischen Pflegebetreuung wichtiger Teil des interdisziplinären Konsils. Die pharmakologische Fachkraft begleitet auch beratend den gesamten Prozess (▸ Kap. 4.7).
- Im Rahmen der alltäglichen Pflege und Betreuung als Beziehungsarbeit werden die individuellen körperlichen, geistigen und seelischen Rahmenbedingungen rehabilitativen Arbeitens mit dem Gast/Bewohner entwickelt und der persönliche Motivationsschlüssel gesucht (▸ Kap. 4.2; ▸ Kap. 4.4).
- Rehabilitative Übungen der Fachtherapeuten werden in enger Abstimmung zwischen ihnen und der Pflege sowie der sozialen Betreuung im Alltag fortgesetzt und integriert.
- Die Personalplanung in den einzelnen Wohn-/Pflegebereichen ist so ausgelegt, dass therapeutisches Pflegen und Betreuen möglich sind und ebenso spontane therapeutische Einzelzuwendungen (▸ Kap. 4.3).
- Der pflegebedürftige Mensch ist grundsätzlich der Taktgeber für seine Therapieinterventionen (persönliche Ressourcen, grundsätzliche Motivation, Tagesform, Schmerzempfindlichkeit, kognitive Leistungsfähigkeit, Phobien etc.).
- Milieutherapie und Lichttherapie begleiten und unterstützen die rehabilitative therapeutische Pflege (▸ Kap. 4.10.6; ▸ Kap. 4.10.7).
- Von der Pflegeeinrichtung angestellte Therapeutinnen und Therapeuten arbeiten mit externen in enger Abstimmung zusammen. In der Regel sind dies Fachkräfte der Physiotherapie, Ergotherapie, Logopädie, Motogeragogik, Musikgeragogik, Kunstgeragogik und Psychotherapie.
- Aber nicht nur untereinander, sondern auch mit der Pflege und der sozialen Betreuung sowie den behandelnden Ärzten wird eine zeitnahe und fachliche Kommunikation und Zusammenarbeit gepflegt (▸ Kap. 4.10).

Wer inszeniert, koordiniert und überwacht die Prozesse der therapeutischen Pflege mit rehabilitativen Anteilen in einer Einrichtung? Während einer Erprobungsphase oder eines Forschungsprojektes gibt es hierfür im Idealfall die Stelle einer Study Nurse (Studienassistent/-in). Wenn eine ganze Einrichtung nach dem Konzept der therapeutischen Pflege mit rehabilitativen Anteilen arbeitet, obliegt die fachliche Leitung der leitenden Pflegefachkraft, ihren Bereichsleitungen und den Bezugspflegefachkräften.

Die Zeit vom Start mit einer kleinen Zahl Pflegebedürftiger und einer Mitarbeiterauswahl sowie wenigen therapeutischen Kräften bis zur eingeübten Alltagsroutine der Umsetzung des Konzeptes in der ganzen Einrichtung dauert sicherlich Monate und Jahre. Für diese Zeit empfiehlt es sich, dass eine Lenkungsgruppe die Prozesse der Implementierung der therapeutischen Pflege mit rehabilitativen Anteilen steuert. Dieser Lenkungsgruppe sollten mindestens eine Pflegefachkraft, eine therapeutische Fachkraft, eine Fachkraft des Qualitätsmanagements sowie eine Leitungskraft (z. B. Wohnbereichsleitung oder Pflegedienstleitung) angehören. Da die Umsetzung therapeutischer Pflege für eine Einrichtung von so herausragender

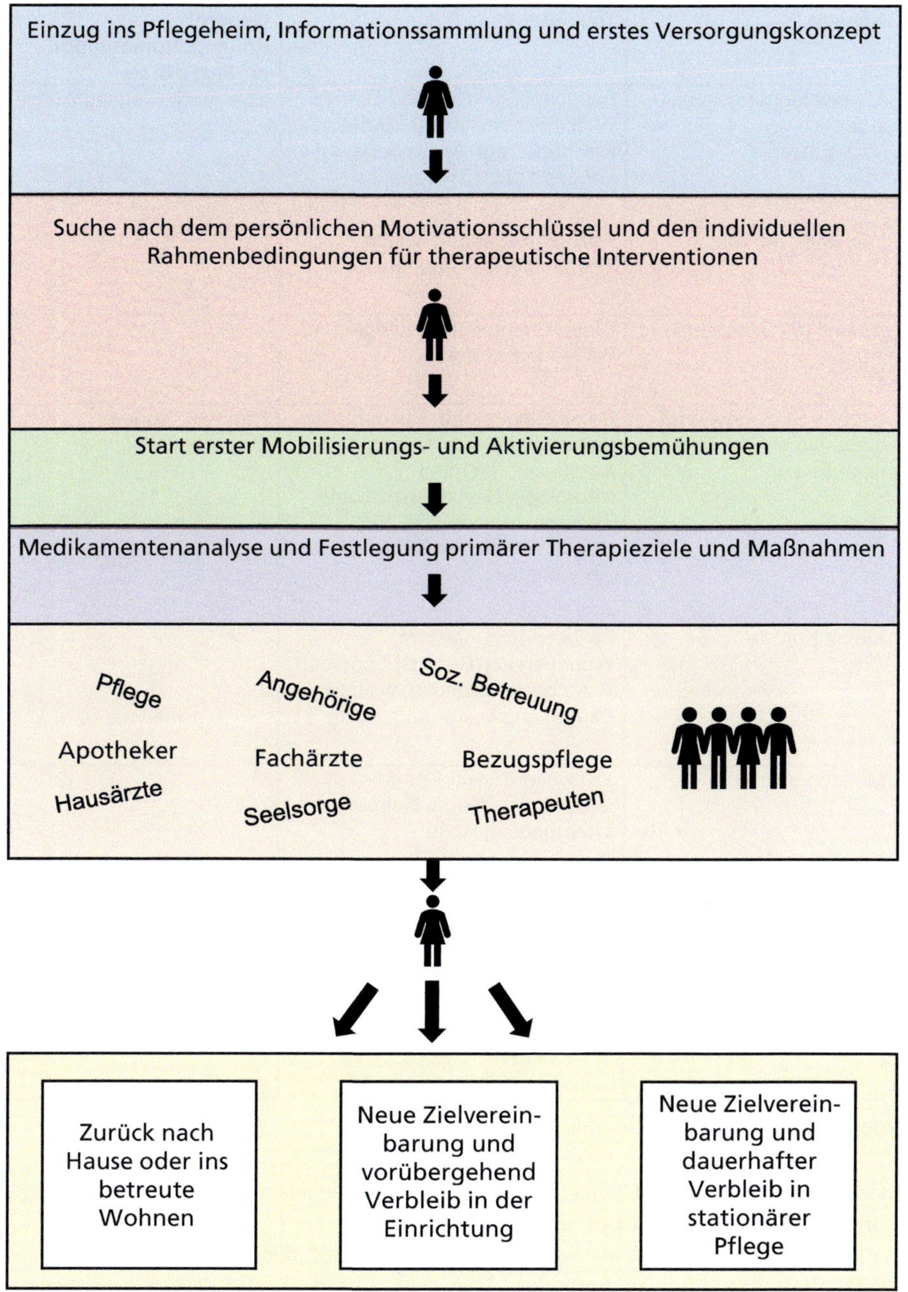

Abb. 7: Verlaufsplan therapeutische Pflege mit rehabilitativen Anteilen (eigene Darstellung)

Konsile	Teilnehmer	Generelle Pflegedokumentation ergänzt durch
Kleines Eingangskonsil innerhalb von 24 Stunden nach Einzug	Bezugspflegekraft, soz. Dienst, Wohnbereichsleitung, Ärzte, Bewohner, ggf. Angehörige, falls dringend auch Therapeut	Checkliste Eingangskonsil
Intensiver Kontakt	Bezugspflegekraft, weitere Pflege- und Betreuungskräfte	
Anamnese-Besuche	Ärzte, Therapeuten, Pflege- und Betreuungskräfte	
Großes Eingangskonsil innerhalb von 14 Tagen nach Einzug	Bezugspflegekraft, Pflegedienst- und Wohnbereichsleitung, Apotheker, Facharzt Neurologie/Gerontopsychiatrie, Therapeuten nach Bedarf, Hausarzt kommunikativ eng eingebunden	Protokoll großes Eingangskonsil
Kleine Konsile	Fallbesprechungen im Wohnbereich: Bezugspflegekraft, Wohnbereichsleitung, weitere Pflege- und Betreuungskräfte	
Minuten-Konsile	Zwischen-Tür-und-Angel-Gespräche: Pflege, Betreuung, Therapeuten, Ärzte	
Großes Evaluationskonsil	Bezugspflegekraft, Pflegedienst- und Wohnbereichsleitung, Apotheker, Facharzt Neurologie/Gerontopsychiatrie, Therapeuten nach Bedarf, Hausarzt kommunikativ eng eingebunden	Protokoll großes Evaluationskonsil

Abb. 8: Konsilformen im Überblick (eigene Darstellung)

Bedeutung ist, ist die Mitwirkung der leitenden Pflegefachkraft oder ihrer Vertretung in der Lenkungsgruppe sehr sinnvoll.

Ein Verlaufsplan soll als roter Faden den Ablauf der therapeutischen Pflege skizzenhaft darstellen, in Kapitel 4 »Wie geht therapeutische Pflege?« werden die einzelnen Bausteine der Umsetzung erläutert (▶ Kap. 4).

Im Zentrum der Grafik sieht man den pflegebedürftigen Menschen in Bewegung mit dem Taktstock in der Hand. Dies stellt die Umsetzung konkret abgestimmter therapeutischer Intervention dar. Sein Antrieb sind die unterschiedlichen Akteure und Professionen, die ihm den Rücken stärken und der Bewegung gemeinsam eine Richtung geben (▸ Abb. 7).

Damit es zu dieser wichtigen Bewegung im Zentrum kommen kann, sind ganz bestimmte Schritte der Vorbereitung notwendig. Wer bei welchem Schritt beteiligt ist, wird in der Tabelle erfasst (▸ Abb. 8). Am Ende der Interventionsphase steht die Evaluation mit konkreten Entscheidungsoptionen.

3.2 Das spezielle Personalkonzept

Zu den Aspekten interdisziplinäre Zusammenarbeit, persönliche und fachliche Kompetenzen, Personalgewinnung und Mitarbeiterpflege nimmt das Kapitel 4.1 *Mitarbeitergewinnung, Mitarbeiterpflege* ausführlich Stellung (▸ Kap. 4.1). An dieser Stelle soll es deshalb hauptsächlich um die Themen Personalschlüssel, Pflege und die Fragen zur Akquise von therapeutischen Fachkräften gehen.

> Das Konzept der therapeutischen Pflege sieht die Pflege-Fachkräfte im Zentrum des Geschehens.

Das hat zur Folge, dass sie einen deutlich höheren Zeitbedarf in der Klientenbetreuung haben als dies in der Regelversorgung der Fall ist. Die wichtigsten Punkte für diesen Mehraufwand sollen hier noch einmal aufgezählt werden:

- Pflegefachkräften fällt aufgrund ihrer Nähe in der Regel die Aufgabe zu, auch bei schwer zugänglichen Pflegebedürftigen den Schlüssel der Motivation zur Compliance zu finden.
- Pflegefachkräfte schaffen aufgrund ihrer Beziehungsarbeit die Voraussetzung, dass das oft anstrengende Training der Therapie durchgehalten wird.
- Pflegefachkräfte führen selber im Alltag von Fachtherapeuten begonnene Therapien weiter in Form kleinerer Trainingseinheiten.
- Diese kleinschrittigen, an der Tagesform der Pflegebedürftigen orientierten Trainingseinheiten müssen zudem oft spontan erfolgen, weil der Bewohner gerade die erforderliche Compliance zeigt und es gilt, die Gunst des Augenblicks zu nutzen.
- Pflegefachkräfte haben als Lotsen/Koordinatoren der therapeutischen Pflege einen erhöhten Aufwand, um mit den unterschiedlichen Akteuren zu kommunizieren (Ärzte, Therapeuten, Angehörige etc.)
- Zur Leitung der milieutherapeutischen familienähnlichen Kleingruppen sind oft Pflegefachkräfte erforderlich, um auf psychiatrische Krankheitsbilder wie Angststörungen, depressiven Wahn, bipolare Störungen oder Demenz im fortgeschrittenen Stadium angemessen, d. h. psychologisch und pflegerisch zugleich, reagieren zu können.

Zur Erledigung all dieser zusätzlichen Aufgaben sind die Pflegewohnbereiche mit mehr Personal in der Fachpflege auszustatten. Der Autor geht auf der Basis seiner in der eigenen Einrichtung erhobenen Daten davon aus, dass gegenüber dem vorhandenen Personalschlüssel für Pflege in NRW ein Mehrbedarf von 25 % besteht. Umgerechnet ergibt sich aus dieser Zahl an Mehrpersonal in der Fachpflege pro Bewohner und Tagesschicht (Frühdienst/Spätdienst) ein zeitlicher Spielraum für therapeutisches Handeln von lediglich neun Minuten.

Es entspricht der Lebenswirklichkeit und der Logik pflegerischen Handelns, dass dieser zusätzliche Spielraum nicht täglich in gleichen Anteilen jedem Bewohner zugutekommt, sondern den Erfordernissen entsprechend an unterschiedlichen Tagen auf das Handeln an unterschiedlichen Bewohnern gebündelt wird.

Diese Angabe zum Mehrbedarf muss man aber bitte im Lichte der Studie von Herrn Professor Dr. Rothgang zur Personalbedarfsmessung in der Pflege sehen.

> »Der *Personalmehrbedarf* nimmt von Pflegebedürftigen ohne Pflegegrad bis zu den Pflegebedürftigen mit Pflegegrad 5 zu, wobei der Anstieg in den unteren drei Kategorien nur marginal ist. Ab Pflegegrad 3 ist hingegen ein annähernd linearer Anstieg von 36 % auf 53 % im Pflegegrad 5 zu beobachten […]. Für die durchschnittliche pflegebedürftige Person resultiert aus dem studieninternen Vergleich der SOLL- und IST-Zeitmengen ein Personalmehrbedarf von 42 %.« (Rothgang, 2020, S. 248)

Diese Studie kommt also zu dem Schluss, dass in den Pflegeeinrichtungen der verschiedenen Bundesländer mit unterschiedlichem Personalschlüssel durchschnittlich 42 % Pflegepersonal fehlen, um die heute vereinbarten Qualitätsstandards der Regelversorgung erbringen zu können. Außerdem ist das Mehrpersonal für therapeutische Pflege mit den Einsparungen bei vermiedenen Heimaufenthalten und verringerten Krankheitskosten gegenzurechnen.

Nun noch ein Wort zum Mehrbedarf für Fachtherapeuten. Einige Fachtherapien wie z. B. Physiotherapie, Ergotherapie und Logopädie werden heute bereits über SGB V, Krankenversicherung, verordnet und finanziert – auch für pflegebedürftige Menschen im Heim. Für weitere Therapieangebote der Ergotherapie, für die Motopädagogik, die Musikgeragogik oder die Kunstgeragogik müssen Mittel heute noch über Sponsoring finanziert werden. In geringem Umfang lassen sich solche qualifizierten Fachkräfte auch über den Etat der sozialen Betreuung (nicht zu verwechseln mit den Stellen nach Paragraf 43b SGB XI) abrechnen.

Der Autor kalkuliert für von der Einrichtung selbst zu finanzierende Kräfte der Fachtherapie in Ergänzung zu ärztlichen Verordnungen rund zwei Vollstellen je 80 Betten. Diese zwei Vollstellen sind aufzuteilen zwischen Motogeragogik, Musikgeragogik, Kunstgeragogik und Ergotherapie. Zu der Frage, wie in einer Einrichtung vorhandenes Fachwissen zu Therapien und Rehabilitation im Alter multipliziert und noch nicht vorhandenes Wissen erworben werden kann, gibt das Kapitel 4.12 »Fort- und Weiterbildungen« Auskunft (▶ Kap. 4.12).

Nur große Träger können sich in den speziellen Sparten der Fachtherapien eigene Stellen leisten, deren Stundenumfang sich für die Arbeitnehmer lohnt. Kleinere Einrichtungen können aber durch Vernetzung attraktive Einstellungsverträge zustande bringen. Außerdem sollten sich Einrichtungen immer wieder sensibel in den eigenen Reihen umsehen, ob existierende Mitarbeiter/-innen mit der Kenntnis der eigenen Einrichtungsstruktur zur Weiterbildung in einem Themenfeld der Therapie bereit sind.

3.3 Das spezielle Raumkonzept

In aller Regel erfüllen heutige Pflegeeinrichtungen den räumlichen Mindeststandard zur Durchführung therapeutischer Pflege:

- hohe Einzelzimmerquote, damit Einzeltherapien und Gespräche im geschützten Raum stattfinden können
- Gruppenräume für Kleingruppentherapie wie z. B. Motogeragogik, Ergotherapie, Musikgeragogik, Kunstgeragogik
- Material und Kleingerät zur Gestaltung von therapeutischen Kleingruppen
- ein geschützter Außenbereich, in dem Kleingruppenaktivitäten auch an frischer Luft gestaltet werden können
- barrierefreie Wege zu therapeutischen Spaziergängen der Motopädagogik und der Physiotherapie

Darüber hinaus sind zur Erweiterung der Therapiemöglichkeiten wünschenswert und ggf. nach und nach zu realisieren:

- ein tageslichtdurchfluteter Raum zur Durchführung gezielter Einzeltherapien nach Schlaganfall, bei Parkinson, bei Arthrose etc. mit Therapieliege, Ergometer, Laufbarren, therapeutischem Zugturm (mit Gewichten ab 500 g, großen mobilen Spiegeln, Therapietisch der Ergotherapie etc.)
- Ausstattung einiger Aufenthaltsräume mit lichttherapeutischen Decken (▸ Kap. 4.10.6 Lichttherapie).
- geschützte Gartenanlage mit unter bewegungstherapeutischen Gesichtspunkten gestalteten Trainingswegen und Rollstuhl unterfahrbarem Hochbeet für ergotherapeutisches Arbeiten an frischer Luft
- sichtgeschützte Freiluftterrasse für Bewegungstraining an frischer Luft
- mehrere als Wohnküche gestaltete Kleingruppenräume für je vier bis sechs Personen, in denen insbesondere gerontopsychiatrisch zu Betreuende ihren Alltag in familienähnlichen Strukturen verbringen können

Diese zweite Liste wünschenswerter Anregungen ist weder als unabdingbare Voraussetzung für erfolgreiche therapeutische Pflege zu verstehen noch in ihrer Vielfalt abgeschlossen.

Der wichtigste Hinweis zum Thema Raumkonzept bleibt das Leitmotiv milieutherapeutischer Gestaltung der persönlichen Bewohnerappartements, aber auch aller Gemeinschaftsräume und Flure (▸ Kap. 4.10.7 Milieutherapie).

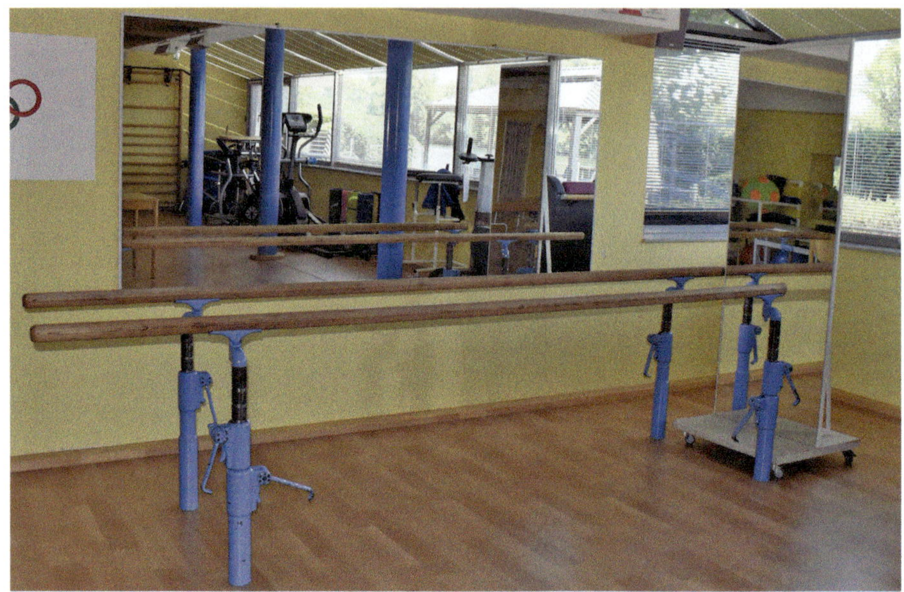

Abb. 9: Beispiel für sinnvolle Ausstattung des Raumes für Bewegungstherapie (Foto: Ev. Altenhilfe)

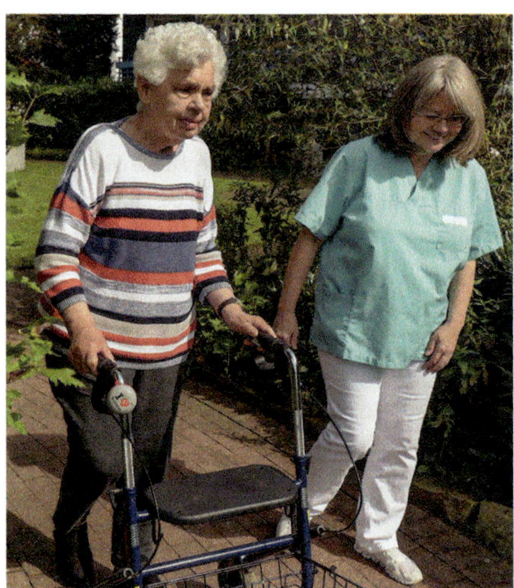

Abb. 10: Spezielle Gartenanlage mit leichten Höhenunterschieden (Foto: Walter Schernstein)

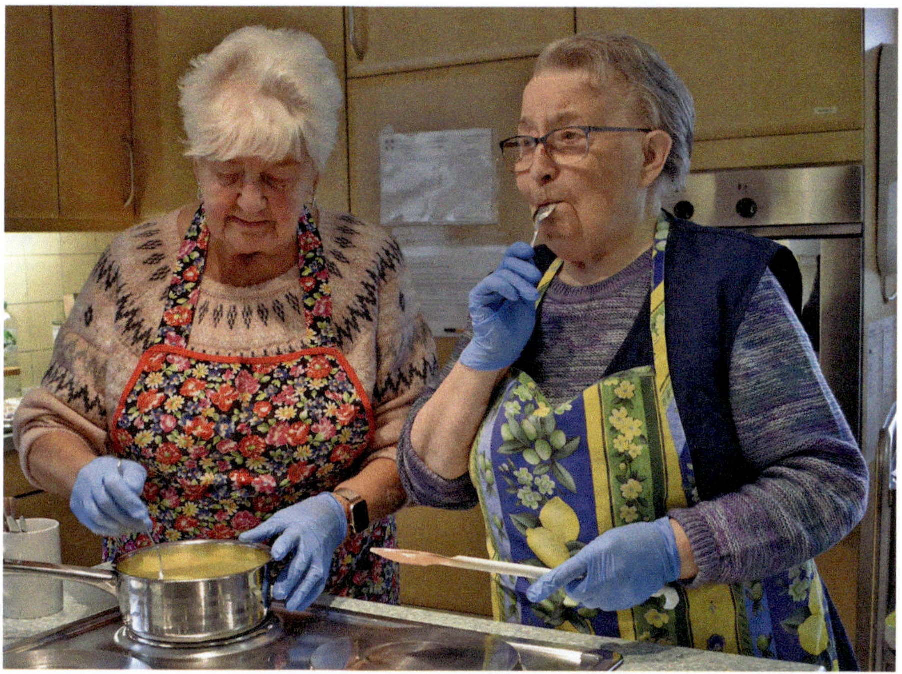

Abb. 11: Bewohnerinnen kochen gemeinsam (Foto: Ev. Altenhilfe)

3.4 Die Bedeutung von Kooperationen und Vernetzungen

Um den Prozess der therapeutischen Pflege mit Kontinuität und konstanter fachlicher Qualität steuern zu können, braucht eine Pflegeeinrichtung verlässliche Kooperationspartner. Diese Kooperationspartner sind vom Sinn therapeutischer Pflege überzeugt und über die Prozessstrukturen detailliert informiert. Sie kennen die Mitarbeitenden der Einrichtung und arbeiten vertrauensvoll und mit minimalem Bürokratieaufwand auf kurzen Dienstwegen mit ihnen zusammen.

Als Kooperationspartner braucht die Einrichtung: 

- einen Fachapotheker/eine Fachapothekerin
- eine Fachärztin/einen Facharzt für Neurologie und Psychiatrie
- externe therapeutische Fachkräfte unterschiedlicher Fachbereiche
- eine Seelsorgerin/einen Seelsorger

Darüber hinaus wünschenswert:

- ein Psychotherapeut/eine Psychotherapeutin
- eine Internistin/ein Internist

Bis auf den Apotheker/die Apothekerin und Seelsorge können die Kooperationspartner mindestens Anteile ihrer beratenden Tätigkeiten schon heute über die Krankenkassen abrechnen. Verbleibende Finanzierungslücken müssen derzeit noch über Sponsoring geschlossen werden. Der Autor hat für seine Einrichtung Kooperationspartner gefunden, die von der Einrichtung gezahlte Honorare gegen Spendenquittung an die Einrichtung zurückgeben, dazu muss entweder die Einrichtung selber gemeinnützig sein oder aber eng mit einem Förderverein zusammenarbeiten.

Das Thema Vernetzung im Quartier und mit verschiedensten gesellschaftlichen Aktivitäten ist für jede Pflegeeinrichtung wichtig, damit in ihr lebende Menschen möglichst vielfältig Anteil am gesellschaftlichen Leben haben. Für Einrichtungen der therapeutischen Pflege sei hier noch auf einige Vernetzungen besonders hingewiesen:

- Vernetzung mit Einrichtungen, die ebenfalls Elemente therapeutischer Pflege entwickeln und implementieren
- Vernetzung mit niedergelassenen Ärzten, die ihren Schwerpunkt in der Geriatrie und/oder Gerontopsychiatrie haben
- Vernetzung mit ambulanten Praxen der Physio- und Ergotherapie sowie Logopädie und klinischen Reha-Abteilungen
- Vernetzung mit ambulanten Diensten und Anbietern für betreutes Wohnen mit Blick auf eine Anschlussversorgung entlassener Heimgäste
- Vernetzung mit Pflegeschulen und Ausbildungsseminaren. Dies ermöglicht, dass Inhalte der Praxis therapeutischer Pflege auch in der theoretischen Ausbildung kommuniziert werden.
- Vernetzung mit örtlichen Kirchengemeinden, Glaubensgemeinschaften und Seniorendiensten zwecks nachgehender Begleitung nach Pflegeheimaufenthalt
- Vernetzung mit bestehenden Institutionen bürgerschaftlich ehrenamtlichen Engagements
- Vernetzung mit karitativ wirkenden Vereinen und Verbänden, die helfen können, eine Fördervereinsarbeit aufzubauen und zu stützen
- Vernetzung mit der Fachpresse für Pflege und Therapie und der allgemeinen örtlichen Presse

Diese Aufzählung ist gewiss nicht abgeschlossen, soll aber die Vielfalt der Lebensadern therapeutischer Pflege aufzeigen.

3.5 Die Bedeutung gelebter Multiprofessionalität

Wir haben in unserer Gesellschaft in vielen zentralen Fragen keine Erkenntnisprobleme, häufig fehlt es aber an der Bereitschaft, schon lange Erkanntes endlich konsequent umzusetzen.

> Das gilt auch für die Einsicht, dass erfolgreiche therapeutische Pflege nur im Miteinander sehr verschiedener professioneller Fachrichtungen und auf Augenhöhe im Teamgeist funktioniert.

Ob promovierter Mediziner, spezialisierte Therapeutin oder erfahrene Pflegefachkraft – alle brauchen die Ergänzung aller. Denn alle können voneinander lernen. Keiner weiß und kann alles. Wege und Lösungen dürfen gemeinsam gesucht und entwickelt werden, ohne dass ein Akteur dafür das Copyright beansprucht.

Menschenwürde in der Pflege beginnt mit der Achtung und Wertschätzung der professionell Handelnden untereinander. So werden Energien und Synergien für den Dienst am Menschen frei. Es darf quergedacht und auch dumm gefragt werden, es dürfen Fehler gemacht werden. Rehabilitativ arbeitende Pflege geht nicht nach Kochbuchprinzip und hat bei aller Fachkompetenz nicht selten den Charakter von Versuch und Irrtum. Das liegt daran, dass ältere, multimorbide Menschen oft mehrere gesundheitliche, emotionale und soziale Baustellen haben, die in Wechselwirkungen miteinander stehen.

> Dieses Verständnis von Multiprofessionalität in einer Einrichtung und im Zusammenwirken der vielen medizinischen, pflegerischen, therapeutischen und sozialen Berufsvertreter/-innen zu vermitteln und selber vorzuleben, ist Kernaufgabe und hoffentlich auch Kernkompetenz von Pflegedienstleitung und Einrichtungsleitung.

Noch ein weiterer Schalthebel für Gelingen oder Misslingen guter, multiprofessioneller Zusammenarbeit liegt in den Händen der Leitungsebene: Die Leitung darf und muss ihre Kooperationspartner und ihre mitarbeitende Kollegenschaft nicht nur nach Fachkompetenz, sondern auch nach ihrer Teamkompetenz auswählen. Im Falle nicht ausreichend vorhandener Teamkompetenz muss die Zusammenarbeit zugunsten gelingender therapeutischer Pflege ggf. auch beendet werden.

3.6 Die Bedeutung eines Gesamtversorgungsvertrages

Die Kostenträgerseite bietet seit einiger Zeit Gesamtversorgungsverträge an, die auch einer vollstationären Einrichtung ermöglichen, ambulante Pflege abzurechnen. So besteht die Möglichkeit, Menschen nach erfolgreicher therapeutischer vollstationärer Pflege im Anschluss ambulant weiter zu betreuen. Das hat für die aus dem Pflegeheim Entlassenen mehrere Vorteile:

- Es sind vertraute und bekannte Mitarbeitergesichter, die bei der Rückkehr in die eigene Häuslichkeit weiter begleiten.
- Die ambulante Pflege hat als Background die Informationen und Erfahrungen des vorausgegangenen stationären therapeutischen Prozesses.
- Bei gesundheitlicher Verschlechterung oder Verminderung der Alltagskompetenz aus anderen Gründen kann die stationäre therapeutische Pflege auf Basis der Kenntnisse des Gesamtprozesses schnell und effektiv handeln.

So bekommt die vollstationäre Einrichtung zwei Türen: einen Eingang und einen Ausgang und kann von vielen Menschen auch als Durchgangsstation genutzt werden.

Ein Gesamtversorgungsvertrag für eine vollstationäre Einrichtung, ein eigener Konzernverbund von vollstationärer, teilstationärer und ambulanter Pflege oder ein Kooperationsvertrag zwischen vollstationären und ambulanten Pflegeanbietern sind unterschiedliche Rechts- und Vertragsstrukturen. Alle haben aber gemeinsam, dass hilfesuchende Menschen möglichst effektiv und flexibel therapeutisch versorgt werden können.

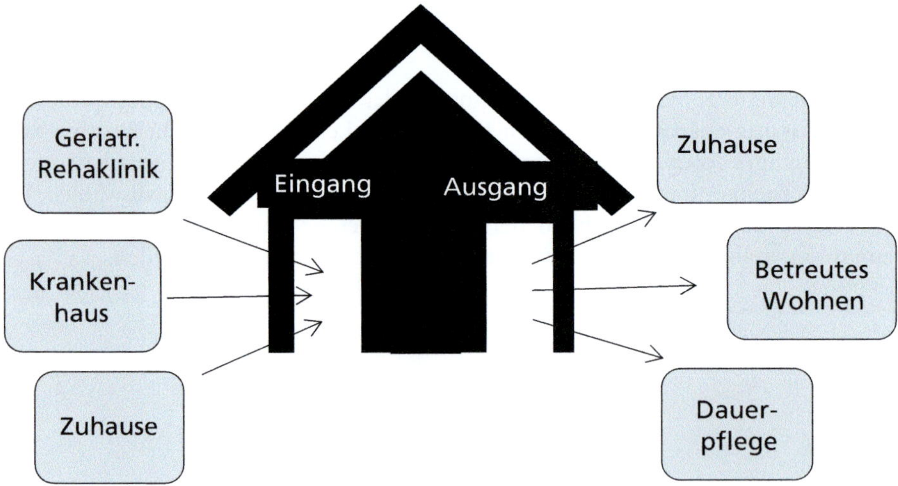

Abb. 12: Das Pflegeheim ist keine Einbahnstraße (eigene Darstellung)

3.7 Die Notwendigkeit einer ausreichenden Finanzierung

Wer als verantwortlicher Leiter dieses Buch liest, wird zwischendurch immer wieder fragen: Wie bekomme ich solch eine therapeutische Pflege finanziert? Wir haben heute noch nicht erreicht, dass therapeutische Pflege als Regelleistung klar definiert in Kostensatzverhandlungen standardmäßig vereinbart werden kann. Deshalb ist die Antwort auf die Frage nach der Refinanzierbarkeit etwas komplexer, jedoch durchaus ermutigend:

- Einrichtungen mit besonderen Versorgungsschwerpunkten können besondere Vergütungsvereinbarungen mit ihren Kostenträgern treffen.
- Viele Reha-Leistungen der Physiotherapie, Ergotherapie und Logopädie etc. sind heute schon problemlos über fachärztliche Verordnungen auch für pflegebedürftige Menschen zu bekommen.
- Der Fachpresse ist zu entnehmen, dass in der Pflegewissenschaft, der Politik und auch bei den Kassen die Thematik Rehabilitation älterer und auch pflegebedürftiger Menschen ernsthaft diskutiert wird mit der Perspektive einer Win-Win-Lösung für alle Beteiligten.
- Verbleibende Finanzierungslücken können ein Förderverein oder eine Stiftung für therapeutisch-rehabilitative Pflege schließen helfen.

Es mag gut sein, dass der Leser mit diesen Antworten nicht umfänglich zufrieden ist – ehrlich gesagt, der Autor ist es auch nicht, *aber:*

- Die Erfahrung zeigt, dass rehabilitative Pflege auch unter den heutigen Bedingungen schon möglich ist. Kleine Schritte sind besser als keine Schritte.
- Therapeutisch-rehabilitative Pflege ist die Zukunft attraktiver altersspezifischer Betreuung und heute schon ein Magnet für engagierte Fachkräfte im Wettbewerb der Einrichtungen.
- Noch nie waren wir in Deutschland so weit mit dem Thema Rehabilitation im Alter wie heute.
- Die jetzt nachwachsende, älter werdende Generation ist mit der bloßen Verwahrung, Kasernierung und ein wenig Bespaßung im Falle der Pflegebedürftigkeit nicht mehr zufriedenzustellen.
- Je mehr Pflegeeinrichtungen jetzt auf dem Weg therapeutischer Pflege mitmachen, umso mehr wird dieses Thema in der Bevölkerung mit Erfolgsgeschichten wegweisend und anfassbar.
- Je mehr positive Ergebnisse im Land sichtbar werden und Menschen aus dem Pflegeheim wieder zurück nach Hause können, umso mehr verlieren Politik und Kassen die Angst vor einer Kostenlawine durch Reha in der Pflege.

Therapeutische Pflege ist keine Fließbandarbeit, die man mit Geld, Know-how und Manpower aus dem Boden stampfen kann. Vielmehr gilt es die genannten Voraussetzungen zu schaffen und damit einen *Wachstumsprozess* der therapeutischen Ausrichtung von Pflege und Rehabilitation älterer Menschen zu ermöglichen.

4 Wie geht therapeutische Pflege?

Bausteine der therapeutischen Pflege mit rehabilitativen Anteilen

4.1 Mitarbeitergewinnung, Mitarbeiterpflege

Die wichtigste Ressource für den erfolgreichen Dienst am Menschen sind die Mitarbeitenden und ihr brennendes Herz für die Lebensqualität derer, für die sie professionell tätig sind. Dies gilt für alle Berufe, die mit der Hilfe für Menschen zu tun haben und sicher besonders auch für die altersspezifische Pflege und Therapie:

- Wer ist mit welchen eigenen fachlichen und persönlichen Kompetenzen leitend für die Mitarbeitergewinnung in einer Einrichtung verantwortlich?
- Welche Kriterien gelten bei der Auswahl?
- Wie sehr kann sich der oder die Verantwortliche für die Mitarbeiterakquise darauf verlassen, dass die eigene Unternehmensleitung Wohlergehen, Lebensfreude und Rehabilitation der Hilfesuchenden als vorrangig handlungsleitend ansieht?
- Darf Mitarbeitergewinnung ein kontinuierlicher Prozess sein im Sinne einer unaufgeregten Ausschau und der Bildung von Netzwerken?
- Oder geht es hektisch darum, »Löcher zu stopfen« und freie Planstellen schnellstmöglich zu besetzen?

In der heutigen Zeit des leergefegten Stellenmarktes in der Pflege scheinen diese Fragen zunächst weltfremd und unangemessen. Sind die allermeisten Einrichtungen doch froh, überhaupt Mitarbeiter/-innen zu finden und glücklich, wenn sogar mal eine Fachkraft gewonnen werden kann.

Neben dieser Wirklichkeit gibt es aber auch noch die andere Erfahrung: Mitarbeitende der Pflege und Therapie können sich die Einrichtung aussuchen, in der sie arbeiten möchten, und sie tun es auch und dies wird auf lange Zeit so bleiben. Einrichtungen mit angenehmem Arbeitsklima, gesundheitlich vertretbaren Arbeitspensen und alltäglicher Sinnerfahrung sind hier klar im Vorteil, wenn es um die Gewinnung neuer Kräfte geht.

Sinnerfahrung in der therapeutischen Pflege älterer Menschen heißt: Weil es mich mit meiner Fachkompetenz und meinem Engagement gibt, geht es diesen Menschen heute besser als gestern und einige von ihnen können vielleicht sogar noch einmal nach Hause zurück. Die tatsächliche Mitarbeitererfahrung spricht sich herum, hat Strahlkraft und anziehende Wirkung zumindest auf die engagierten und fachlich kompetenten Kolleginnen und Kollegen. Was Voraussetzung für eine erfolgreiche Mitarbeitergewinnung ist, muss sich auch handlungsleitend in der Mitarbeiterpflege fortsetzen.

Therapeutische Pflege ist zutiefst sinnstiftend und emotional erfüllend, aber zugleich auch fachlich herausfordernd und psychisch wie körperlich anstrengend. Deshalb muss Mitarbeiterpflege sich vom ersten Tag der Zusammenarbeit an um die körperliche und seelische Gesundheit und die fachliche Entwicklung jedes Einzelnen kümmern. Die wohl am meisten missachtete Erkenntnis in der Pflege unserer Tage ist diese: Nur wenn es den Pflegenden gut geht, kann es mittel- und langfristig auch den zu Pflegenden gut gehen.

Hier einige wesentliche Elemente der Mitarbeiterpflege, damit therapeutische Pflege gelingen kann:

1. *Kultur der Ehrlichkeit*
   Einrichtungen fordern von ihren Mitarbeitenden nach Qualität und Quantität nur die Leistungen ab, die auch tatsächlich zu schaffen sind. Hierüber gibt es einen regelmäßigen und vor allem ehrlichen fachbezogenen Austausch zwischen Einrichtungsleitung, Fachleitungen, Mitarbeitenden, Bewohnerschaft und deren Angehörigen.
2. *Fehlerkultur*
   Es wird alles getan, damit Fehler nicht vertuscht werden, sondern Anlass zur gemeinsamen Qualitätsverbesserung werden.
3. *Kultur der Gabenorientierung*
   Im Alltag der altenpflegerischen Versorgung muss jeder oft alles machen. Das ist die Wirklichkeit trotz hoher fachlicher Ziele einer kompetenzorientierten Aufgabenverteilung. Und trotzdem gibt es in der Zusammenarbeit die Möglichkeit, die spezifischen Begabungen und Neigungen jedes Einzelnen herauszufinden und mit ihnen im allgemeinen Alltagswahnsinn kleinere oder größere Schwerpunkte der Aufgabenverteilung zu setzen. Da gibt es musisch und kreativ begabte Pflegekräfte. Sie sollten mit eigenen Beiträgen in der sozialen Betreuung eingesetzt werden. Kollegen und Kolleginnen mit Interesse an medizinischen und therapeutischen Fragestellungen sollten zeitnah gezielt weitergebildet werden und spezielle Aufgabenschwerpunkte übernehmen (z. B. Fachkraft oder Beauftragte für). Aufgabenorientierte Menschen können stärker in organisatorischen Arbeitsfeldern, personenorientierte Menschen stärker in der Betreuung am Menschen ihre Talente entfalten. Gerade wenn es um die Beziehungsarbeit und Bezugspflege in der therapeutischen Pflege geht, ist diese gabenorientierte Sensibilität der Leitung wichtig, um begrenzte Mitarbeiterressourcen optimal zu entwickeln und ein hohes Maß an Mitarbeiterzufriedenheit zu erreichen. Auch hier kann man kritisch nachfragen, »Sind solche Gedanken nicht völlig realitätsfern?«, angesichts der Tatsache, dass wir heute froh sind, wenn überhaupt jemand da ist, der im Frühdienst oder Spätdienst oder der Nachtwache Aufgaben erledigt.
   Die Antwort heißt: NEIN!

Mitarbeiterressourcen werden nicht dadurch vermehrt, dass Mitarbeitende Arbeiten erledigen, die ihnen eigentlich nicht liegen und sie dadurch Freude und Motivation verlieren. Andererseits werden Mitarbeiterressourcen aber sehr wohl durch Arbeitszufriedenheit und verringerten Krankenstand vermehrt. Mitarbeitende, die sich wertgeschätzt fühlen, weil man nach ihren spezifischen Begabungen fragt, sie erkennt, benennt und diese Menschen entsprechend einsetzt, werden in ihrem Selbstwertgefühl gestärkt und gehen motiviert ans Werk.

4. *Supervision*
   Therapeutische Pflege hat es noch mehr als die pflegerische Regelversorgung mit unterschiedlichen Berufsgruppen zu tun, die auf Gedeih und Verderb Hand in Hand gemeinsam arbeiten müssen. Da geht es oft um sehr unterschiedliche Denkweisen, Sprachen, Gefühlslagen, Lebenserfahrungen, Interessenlagen etc. Der Normalfall sind Reibungsverluste, Missverständnisse, Ziel- und Interessenkonflikte.
   Für diesen Normalfall des Alltäglichen muss es Orte der Begegnung, der Fallsupervision und des Kommunikationstrainings der wechselseitigen Verständigung geben. Dies darf nicht erst im Konfliktfall angedacht werden, sondern muss in Wochen- und Monatsplänen als begleitende multiprofessionelle Fallbesprechung, Gruppensupervision oder Ähnliches vorgesehen sein.
5. *Fort- und Weiterbildung*
   Regelmäßige Mitarbeitergespräche zur persönlichen Potenzialentwicklung sind überall anerkannte Zeit- und Geldinvestitionen in die zukünftige Qualität der Dienstleistung einer Einrichtung. In der therapeutischen Pflege sollte besonders Wert darauf gelegt werden, dass Pflegemitarbeiter je nach Interesse anteilig therapeutische Elemente und Therapeuten anteilig Elemente der alltäglichen Pflege, Betreuung oder auch der Gerontopsychiatrie in ihrem Fortbildungsportfolio haben. Dies erleichtert die tägliche Kommunikation und natürlich auch das alltägliche Handeln.
6. *Besondere Mitarbeitereinsätze*
   Natürlich sind alle Mitarbeitenden zunächst einmal in der Diensteinsatzplanung für die Aufgaben zu planen, die den alltäglichen Regelbetrieb gemäß Versorgungsvertrag mit Kostenträgern und Kunden sicherstellen. Aber darüber hinaus kann es besondere einzelne Mitarbeitereinsätze geben, die wie das Salz in der Suppe sind.
   Solche besonderen Mitarbeitereinsätze können z. B. Biographie orientierte Bewohnerausflüge, Outdoorfreizeit mit Bewohnern und Bewohnerinnen, begleitete Hausbesuche bei Angehörigen oder zur Wiedereingliederung in die eigene Häuslichkeit sein. Solche besonderen Mitarbeitereinsätze stärken die Beziehung zwischen Bewohnern und Mitarbeitern und eröffnen vielleicht sogar neue Handlungsoptionen in der individuellen, therapeutisch-rehabilitativen Pflege.
   In jedem Fall gestalten diese Einsätze die berufliche Tätigkeit des einzelnen Mitarbeiters farbiger und dies führt zur erhöhten Mitarbeiterzufriedenheit und Motivation für die Zukunft. Auch hier gilt: Alle Zeit und alles Geld, das hier investiert wird, wird sinnvoll in Lebensqualität von Bewohnern und Mitarbeitern investiert, erleichtert sehr wahrscheinlich die Alltagsversorgung und verbessert Ergebnisse der Qualität des pflegerisch-therapeutischen Handelns.

7. *Mitarbeiterwellness und Mitarbeiterfeiern*
   Betriebsfeiern sind anerkannte Investitionen in das Betriebsklima. Erfahrungen zeigen, dass Mini-Mitarbeiterevents als eine Art »Mitarbeiter tut gut« etwa eine Stunde zwischen Frühdienst und Spätdienst mit einem Eis, einer Gulaschsuppe, Pizza oder Ähnlichem, einem kleinen Chefdankeschön an die Kolleginnen und Kollegen und vielleicht sogar der ein oder anderen aktuellen Info wertvolle Farbtupfer im Alltagsgeschehen sind.
   Als körperlich und seelisch wohltuend werden auch Massagetermine für Mitarbeiter angenommen, die nach entsprechender Terminierung in der Einrichtung, z. B. nach dem Frühdienst, angeboten werden können. Hauseigene Therapeuten können zu bestimmten Zeiten Mitarbeiter individuell bei Rückenproblemen beraten und mit ihnen Übungen einstudieren.

Alle hier gemachten Vorschläge sind als Juwelen der Mitarbeiterpflege ausprobiert, sie sind auch unter Normalbedingungen organisierbar und finanzierbar.

4.2 Bezugspflege: Beziehungsarbeit als Basis der therapeutischen Pflege

> Bezugspflege als Beziehungsarbeit ist der Nährboden, auf dem therapeutische Pflege gedeihen, wachsen und Früchte bringen kann.

Die Fachkompetenz von Pflege und Therapie ist, um im Bild der Botanik zu bleiben, der Dünger, die Teamfähigkeit der unterschiedlichen Professionen das Wasser und die Compliance und der Lebensmut des Pflegebedürftigen die Sonne im Prozess der therapeutischen Pflege.

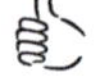

Alle Faktoren zusammen ermöglichen erst den Erfolg, aber die Beziehungsarbeit ist eben der Nährboden, die unverzichtbare Grundlage. In der Pflegewissenschaft ist die Wichtigkeit einer Bezugspflegefachkraft in der Abgrenzung zur Funktionspflege für die Versorgungsqualität unbestritten. Unterschiedlich wird allerdings der Umfang der tatsächlichen Beziehungspflege, also des tatsächlichen regelmäßigen alltäglichen Kontaktes zwischen Bezugspflegefachkraft und Pflegebedürftigen, beschrieben.

Unter dem Eindruck des chronischen Fachpersonalmangels werden Konzepte diskutiert, die die Fachkräfte von morgen stärker in der Planung und Evaluation statt im tatsächlichen Pflegeprozess vor Ort sehen und die eigentliche Versorgung am Menschen an Hilfskräfte delegieren. In der Praxis ist es heute schon nicht selten der Personalsituation geschuldet, dass eine Pflegefachkraft für acht, zehn, zwölf oder mehr Pflegebedürftige die Pflegeprozessplanung verantwortet und somit nur wenig Zeit für die kontinuierliche, persönliche und vertrauensstiftende Begegnung bleibt.

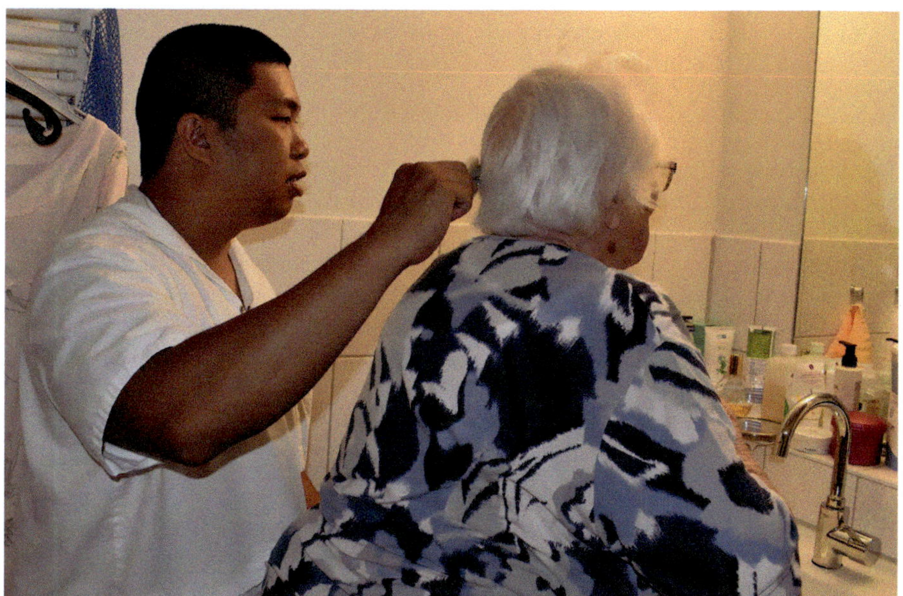

Abb. 13: Vertrauensvolle Beziehung zwischen Bezugspflege und Bewohnerin (Foto: Ev. Altenhilfe)

Das eingedeutschte Wort *Therapie* kommt aus dem altgriechischen therapeia/theràpon und heißt übersetzt »Pflege« oder auch »Gefährte«. Beziehungspflege ist also Weg-Gefährtenschaft in der Pflege. Der pflegebedürftige Mensch und die Pflegekraft legen als Gefährten auf Zeit gemeinsam eine Wegstrecke zurück. Das schafft eine Vertrauensbasis, man hört aufeinander, nimmt einander wahr. Die Pflegekraft kann sich so in die Lebenswelt des Gegenübers einfühlen und hineindenken, diese also wahrnehmen. Nicht selten findet sie auf dieser Vertrauensbasis den Schlüssel zur Motivation und Compliance beim Pflegebedürftigen für die bevorstehende therapeutisch rehabilitative Arbeit.

Die Frage ist hier:

- Wodurch findet ein Mensch wieder Lebensmut und Kraft, den oft anstrengenden Weg der Bewegungstherapie oder der Ergotherapie zu gehen?
- Welches lohnende Ziel könnte motivieren, mit aller Kraft mitzumachen? Niemand ist dem Pflegebedürftigen so nah wie die Pflegekraft. Beim Aufstehen, Waschen, Anziehen, den Mahlzeiten, den Toilettengängen, dem Umlagern im Bett etc. kommen sich Pflegebedürftige und Pflegekraft ganz nah.

Wenn diese Hilfen nicht nur unter dem Gesichtspunkt ökonomischorganisierter Funktionspflege gestaltet werden, sondern als Begegnungsräume, dann entstehen Vertrauen und Beziehung.

Um in diesen Begegnungen der Nähe die wesentlichen Beobachtungen zu machen und im Gespräch wertvolle Weichen zu stellen, braucht die Pflegekraft hohe Fachlichkeit und Empathie.

Wiederkehrende Begegnungen mit denselben Pflegefachkräften und Zeit für Gespräche, hinsehen, hinhören, nachfragen sind für eine fachlich gute Beziehungspflege Voraussetzung.

Altersspezifische Pflege ist zuallererst Beziehungsarbeit, damit Krankenpflege, Therapie und Sozialarbeit gelingen können. Darum braucht therapeutische Pflege die personelle Stärkung, gerade auch des Pflegedienstes. Nur so ist Bezugspflege planbar und genügend Zeit für Beziehungsarbeit in der Versorgung machbar.

4.3 Der Pflegebedürftige als Taktgeber

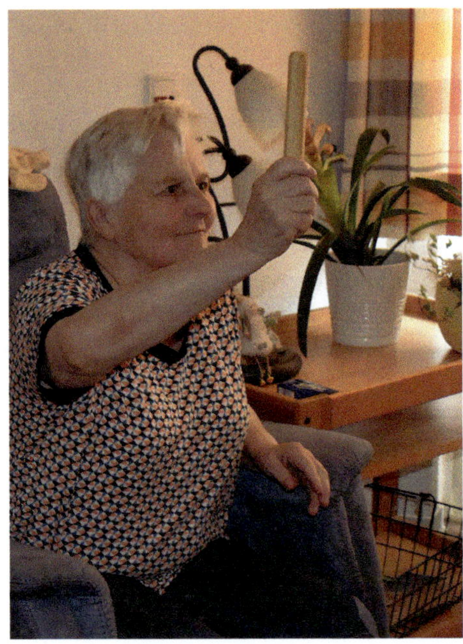

Abb. 14: Die Bewohnerin als Taktgeberin (Foto: Ev. Altenhilfe)

Ist das nicht ein herrliches Bild? Der pflegebedürftige Mensch gibt den Takt an. Der, der Hilfe braucht und vielleicht sogar viel Hilfe und Unterstützung benötigt, hält den Taktstock in der Hand. So verstehen wir Selbstständigkeit und Selbstbestimmung auch im Alter und in der Pflegebedürftigkeit.

Nach einer Hirnblutung und mehrwöchigem Klinikaufenthalt hat Frau P. eine Tag-Nacht-Verkehrung. Tagsüber ist sie nicht wach zu kriegen und in der Nacht meldet sie sich mit Hungergefühlen und Durst und dem Bedürfnis nach menschlichem Kontakt. So soll sie denn auch nachts zu essen und zu trinken bekommen und eine Gesprächspartnerin haben, bis dass es irgendwann einmal gelungen sein wird, die Tag-Nacht-Verdrehung aufzuheben und sie in einen Lebensrhythmus zu bringen, in dem sie auch mit den anderen Bewohnerinnen und Bewohnern des Pflegeheimes kommunizieren kann.

Diese besondere Versorgungsstruktur eines einzelnen Menschen braucht eine besondere Flexibilität in der Personaleinsatzplanung, sowohl der pflegerischen als auch der hauswirtschaftlichen Versorgung. Solche Anstrengungen lohnen sich aber, weil wir damit einen Menschen genau an der Stelle abholen, wo er sich gerade befindet, und bei den Möglichkeiten, die diesem Menschen gerade gegeben sind.

Die Alternative zu solch rehabilitativem Handeln wäre der Versuch, diese Frau in der beschriebenen Situation an die Lebenswirklichkeiten des Pflegeheimes anzupassen, notfalls auch mit Gewalt, also z. B. unter Einsatz zusätzlicher Beruhigungsmittel, wegen vermeintlicher nächtlicher Unruhe. Dies würde ihr aber die Rückkehr ins Leben mindestens erschweren, wenn nicht sogar diese verhindern.

Nicht selten begegnen uns Menschen, die nach Schlaganfall oder Sturzereignis und der entsprechenden erfolgreichen Behandlung in der Akutklinik in eine Reha oder Frühreha kommen. Sie sind jedoch aufgrund ihrer emotionalen oder körperlichen Verfassung noch nicht in der Lage, das Angebot der Rehaklinik adäquat in Anspruch zu nehmen. Sie werden dann aus der Reha entlassen, kommen in das Pflegeheim und es braucht oft eine längere Wegstrecke, bis Körperkräfte wieder gesammelt sind und/oder die innere Bereitschaft, der Lebensmut, neu gefunden ist, damit die ersten Gehübungen oder das erste Muskelaufbautraining starten können. Nicht jeder Tag ist wie der andere, auch im weiteren Verlauf bleibt der pflegebedürftige Mensch der Taktgeber. Mancher kann eher am Nachmittag oder am Abend die Angebote rehabilitativer Therapie verkraften, aber nicht am Vormittag.

Natürlich braucht auch eine Pflegeeinrichtung Therapieplanung und Personaleinsatzplanung, aber die Therapiepläne sind als Rahmenverabredung zu verstehen, innerhalb derer die Mitarbeitenden mit großer Flexibilität nach der Tagesform und den Möglichkeiten der Pflegebedürftigen im Einzelnen jeden Tag neu fragen.

Da in der Einrichtung Bewohnerschaft wie Mitarbeiter um diese Flexibilität und ihre Chancen wissen, macht man gerne mit, jedenfalls mehrheitlich. Denn Frau Meier, die heute gefragt wird, ob sie anstelle von Herrn Müller beim Bewegungstherapeuten die Einheit annehmen möchte, erinnert sich, dass sie gestern auch dankbar dafür war, dass ihr Termin verschoben werden konnte.

Ja, dieses hohe Maß an Flexibilität ist auch anstrengend. Aber *therapeutisches Arbeiten mit Menschen, die den Takt gemäß ihrer eigenen Kräfte und ihrer seelischen Möglichkeiten angeben dürfen, ist eindeutig erfolgreicher* als der Versuch, Menschen in ein bestimmtes Planungsschema zu pressen.

Die innere Bereitschaft mitzumachen, die sogenannte Compliance, ist die Voraussetzung einer jeden erfolgreichen Therapie. Die Anpassung des Therapeuten und der Pflegenden an die tagesaktuelle seelische Situation und die körperliche Kraft

Therapeutische Pflege mit rehabilitativem Anteil:
Gültigkeitsbereich: Stationäre Einrichtung

Name des Bewohners:				
Montag				
Dienstag				
Mittwoch				
Donnerstag				
Freitag				

Abkürzungen
E = Einzeltherapie
G = Gruppenangebot
KG = Krankengymnastik / ERGO = Ergotherapie / LOGO = Logopädie / MO = Motopädie / MG = Musikgeragogik
KUG = Kunstgeragogik / TT = Tiergestützte Therapie

Abb. 15: Individueller Therapieplan im Bewohnerzimmer (Ev. Altenhilfe)

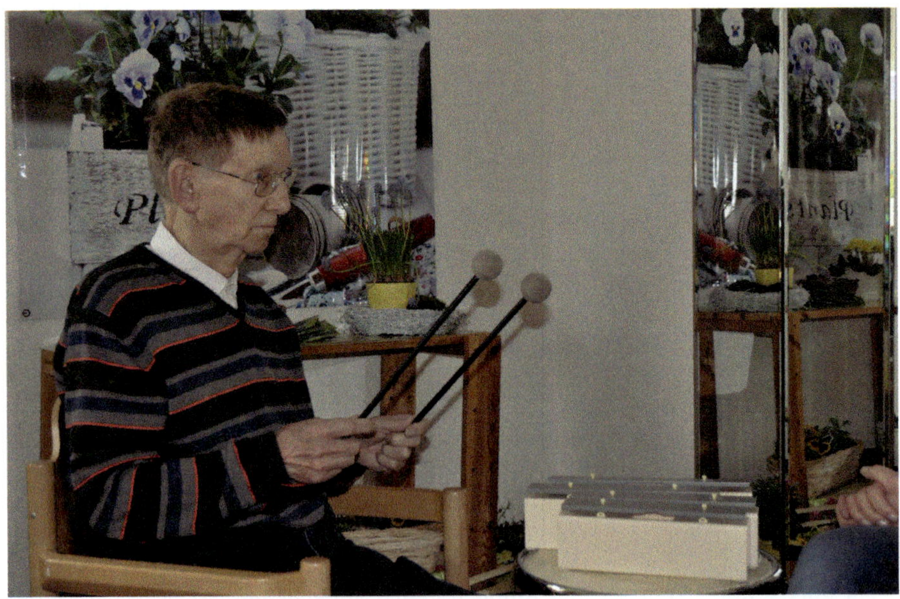

Abb. 16: Wo immer möglich, geben die Bewohner den Takt vor (Foto: Ev. Altenhilfe)

eines Menschen ist die stärkste Wertschätzung und Achtung der Selbstständigkeit und Selbstbestimmung eines Menschen, die wir als helfende Berufe zeigen können. In den folgenden Kapiteln wird geschildert, wie eng Pflege und Therapie zusammenarbeiten müssen, damit therapeutische Pflege mit rehabilitativen Anteilen erfolgreich sein kann.

Die einzelnen Fachtherapeuten lernen von der Pflege den jeweils spezifischen biografischen Hintergrund und dessen Bedeutung für die Lebenssituation eines Menschen; die Pflege lernt von den Fachtherapeuten, wie sie am besten das therapeutische Handeln konkret hier und jetzt einsetzen kann. Das bedeutet, dass die Pflege lernt, wie sie den Versorgungsalltag so gestalten kann, dass begonnene Therapien in der Alltagsnormalität fortgesetzt werden können: bei der Fortbewegung, beim An- und Auskleiden, bei den Mahlzeiten. In enger Absprache zwischen Therapeuten und Pflegenden ist also therapeutisches Handeln auch von Pflegemitarbeiterinnen und -mitarbeitern zu unterschiedlichen Tageszeiten fortsetzbar. Dies erleichtert die flexible Anpassung an die Tagesform eines pflegebedürftigen Menschen.

Beispielsweise ist es möglich, zu einer Tageszeit mit Bewohnerinnen und Bewohnern Bewegungsübungen zu machen, in der die Therapeuten nicht mehr im Hause sind. Voraussetzung hierfür ist selbstverständlich, dass die Pflegenden eine kleinschrittige und engmaschige Absprache mit den Therapeuten haben und dass die Personaldecke so geplant ist, dass auch solche Zeiten therapeutischen Handelns der Pflege möglich sind.

Ob es wirklich gelingen kann, den pflegebedürftigen Menschen zum Taktgeber seiner therapeutischen Pflege zu machen, hängt also von vielen Faktoren ab:

- gute und kleinschrittige Zusammenarbeit der verschiedenen Professionen
- personell ausreichend ausgestattete Pflege
- hohe fachliche Kompetenz und rehabilitative Sensibilität der Pflege
- Bereitschaft der Therapeuten, ihr Wissen zu teilen
- gemeinsame Freude aller Beteiligten am wachsenden Lebensmut und den kleinen Fortschritten eines pflegebedürftigen Menschen

Nicht nur die Hauptprofessionen der Pflege, der sozialen Betreuung und der Therapie sind nach besonderer Flexibilität gefragt, wenn es um die Taktgebung durch den Pflegebedürftigen geht. Hier sei noch einmal auf die Bedeutung der Hauswirtschaft hingewiesen: Ein Lieblingsessen oder ein Lieblingsgetränk zur richtigen Zeit kann Wunder wirken. Einrichtungen mit einer eigenen Produktionsküche sind hier eindeutig im Vorteil. Aber jede Einrichtung, die therapeutisch arbeitet, braucht einen Blick für das leibliche Wohl, auch mit dem einen oder anderen Sonderwunsch. Neben dem freundlichen, wertschätzenden Wort und der empathischen Umarmung sind Essen und Trinken oft die ersten Möglichkeiten für einen Menschen, wieder Wohlbefinden und Lebensmut zu erfahren. Genuss mit allen Sinnen – das sind Erfahrungen der Lebensfreude und des Wohlbefindens nach längerer körperlicher oder seelischer Erkrankung oder aber auch während dieser. Ein großartiger Heimkoch sagte einmal: »Das Kochen ist die Pflege mit dem Kochlöffel.« Bei Essen und Trinken sei der Mensch, den wir wieder zum Leben ermutigen wollen, nicht nur Taktgeber des Wann, sondern auch des Was.

4.4 Motivationsschlüssel und Compliance

Niemand kann gegen den eigenen Willen gesund werden, so sehr sich Therapeuten, Ärzte und Pflegende auch bemühen mögen. Manch älterer Mensch erlebt den Schlaganfall, den Sturz, die schwere OP als traumatischen Einschnitt ins ohnehin fragil gewordene Leben. Hoffnungslosigkeit und Ängste sind oft begleitet von depressiven Verstimmungen, Verbitterungsstörungen oder sozialem Rückzug. Ein Mensch sieht keine Zukunftsperspektive mehr, für die es sich lohnen würde. Nicht selten gehen gesundheitliche Einbrüche zeitlich auch noch einher mit Partnerverlust oder dem Versterben langjähriger Freunde. Dann steht *am Anfang aller Therapie die Frage: Wie findet ein Mensch zurück ins Leben*, schöpft neuen Lebensmut und entwickelt den Willen, den Weg einer durchaus auch anstrengenden Therapie mitzugehen? Solche Motivationsschlüssel müssen gesucht und gefunden werden.

Hierzu ist die Pflege in der Pole-Position, weil sie alltäglich so nah am Menschen ist. Wenn die Pflegekraft dann nicht mit Funktionspflege, sondern als empathisch begleitende Bezugspflege agiert, ist sie oft diejenige, die den Motivationsschlüssel entdeckt (▶ Kap. 4.2).

Bei der Morgentoilette, dem Ankleiden, den Mahlzeiten, dem Anreichen von Medikamenten, der Lagerungsassistenz im Bett oder auch den begleiteten Wegen im Rollstuhl oder am Rollator finden sich Gesprächsbegegnungen. Im Hinhören und Nachfragen werden biografische Zusammenhänge entdeckt, die zu Motivationsschlüsseln führen.

Beispiele:

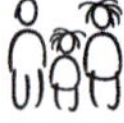

- Frau P. liebt über alles ihre Dahlien im heimischen Garten und würde alles tun, um dorthin noch einmal zurückkehren zu können.
- Herr M. war passionierter Fußballer bei Rot-Weiß Oberhausen und würde gerne wieder laufen können und noch einmal ins Stadion gehen.
- Frau P. wird durch ein bestimmtes Lied (Oh mein Papa) an ihre Kindheit im Zirkus erinnert, kann plötzlich wieder weinen und findet den ersten Schritt heraus aus einem depressiv bedingten sozialen Rückzug.

Das sind Sternstunden einer Biografie-orientierten Bezugspflege. Man muss mit den Pflegebedürftigen über die neu gefundene Motivation und Zukunftsperspektive reden. »Möchten Sie wieder zu Ihren Dahlien in den Garten und dort mit Ihrem Ehemann gemeinsam sitzen und Kaffee trinken? Wir können nichts versprechen, außer dass wir mit all unseren Kräften und mit Ihrer Unterstützung alles tun werden, um mit Ihnen dieses Ziel zu erreichen. Das wird anstrengend und schweißtreibend.«

So oder so ähnlich kann eine Vereinbarung mit den Pflegebedürftigen zustande kommen. Manchmal ist es die soziale Betreuung, die hauswirtschaftliche Mitarbeiterin oder die Reinigungskraft, die mit ihren Beobachtungen oder ihrem Hinhören einen ersten Hinweis für einen möglichen Motivationsschlüssel gibt. Wichtig ist, dass alle in der Pflegeeinrichtung Tätigen für die Bedeutung solcher Motivationsschlüssel sensibilisiert sind und ihre Beobachtungen austauschen.

In der Evangelischen Altenhilfe in Mülheim an der Ruhr gGmbH gibt es die Praxis, neu aufgenommene Pflegegäste, die immobil sind, in einen fahrbaren Stehbarren zu stellen und an das Ruhrufer zu fahren. Dort angekommen erhalten sie vor sich auf dem Pult des Stehbarrens ihr Lieblingsgetränk, z. B. Kaffee Melange, Weizenbier oder anderes. Mit dem Blick ins Ruhrtal stellen der Sozialarbeiter, die Bezugspflegekraft oder manchmal auch die Pflegedienstleitung die Frage: »Wollen Sie einmal wieder aus eigener Kraft hier an diesen Ort kommen können und ins Ruhrtal schauen?« Wenn dann nach ungläubigem Kopfschütteln, Tränen und berechtigt geäußerten Zweifeln das zarte »Meinen Sie wirklich?« kommt, kann die Verabredung zum gemeinsamen Versuch rehabilitativ therapeutischer Schritte folgen. Auf welchen Wegen auch immer: Es gilt, den Motivationsschlüssel zur Mitwirkung auf dem Weg der therapeutischen Pflege zu finden und dann ehrliche und realistische Verabredungen zu treffen.

Zukunftshoffnung schafft Lebensmut, die nötige Kraft und Ausdauer für Physio-, Ergo- und Logotherapie. Im Verlauf der therapeutischen Pflege und gerade bei Rückschlägen oder wenn es nur langsam vorangeht, muss man den Motivationsschlüssel wieder und wieder erinnern. Dies geschieht zuallererst durch die begleitende Bezugspflegekraft, aber auch durch alle anderen Beteiligten: die Therapeuten, die soziale Betreuung, die Hauswirtschaft, die Angehörigen etc. Im Einzelfall kann es sehr sinnvoll sein, durch professionelle, psychotherapeutische Gespräche zu begleiten.

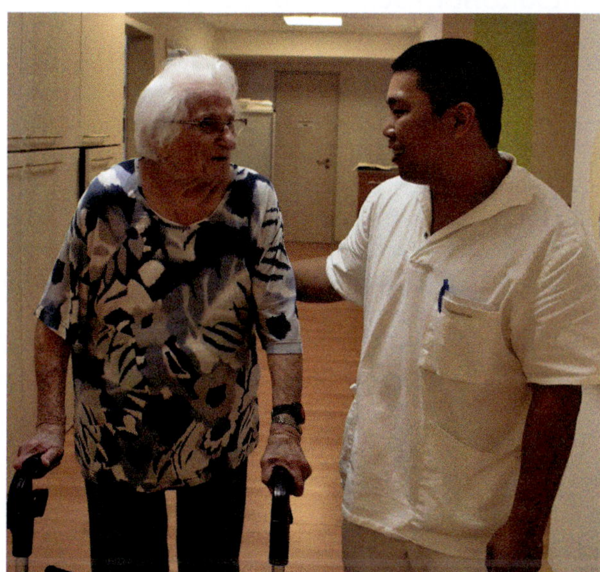

Abb. 17: Bewohnerin und Bezugspflegekraft im Austausch (Foto: Ev. Altenhilfe)

4.5 Multiprofessionelle Konsile

Multiprofessionelle Konsile sind interdisziplinäre Fallbesprechungen in unterschiedlicher personeller Zusammensetzung und Größe, an wechselnden Orten und von sehr unterschiedlicher Zeitdauer. Alle diese Konsile haben den einen Sinn, zeitökonomisch dosiert, zeitnah und zielkonkret Informationen auszutauschen, Verabredungen zu weiteren Handlungsschritten zu treffen und voneinander interdisziplinär zu lernen.

4.5.1 Beteiligte Professionen

Pflegeassistenten und -assistentinnen, Pflegefachkräfte, Wohnbereichsleitungen, Pflegedienstleitung, Mitarbeitende der sozialen Betreuung, externe und einrichtungsinterne Therapeuten unterschiedlicher Fachrichtungen, Hausärzte, Fachärzte und der die Einrichtung beratende Apotheker: Sie alle sind Teil des kontinuierlichen Konsilgeschehens. Es liegt in der Natur der Sache, dass es nicht realisierbar ist, sich mit allen am Prozess der individuellen therapeutischen Pflege Beteiligten regelmäßig und kleinschrittig an einem Tisch zu treffen. Im Folgenden soll deshalb die Strukturierung der unterschiedlichen Konsiltreffen beschrieben und begründet werden.

4.5.2 Arbeitsökonomische Strukturen

Prof. Dr. Markus Jüptner, der seit vielen Jahren therapeutisch rehabilitative Pflege in den Pflegeheimen begleitet, formuliert zum Thema ökonomische Zusammenarbeit: »Jeder macht seine Arbeit mit maximalem Engagement und mit Herz und Verstand; Absprachen auf kurzem Wege möglichst direkt und zeitnah; Teambesprechungen bitte so wenig wie nötig.« Dieser Facharzt nimmt sehr engagiert auch an regelmäßigen, großen Konsilen teil. Er fordert aber, dass die Einrichtung die Treffen gut vorbereitet und alle Teilnehmenden sich selber über die einzelnen Patienten im Vorfeld informieren und ihre Fragen und Beiträge vorbereiten. So kann in knapper Zeit effektiv und zielorientiert gearbeitet werden. Dahinter steht die Einsicht, dass alle Sitzungszeiten, die nicht effektiv genutzt werden, weil die Sitzung schlecht vorbereitet ist, für den Patienten bzw. Bewohner verlorene Behandlungs- bzw. Betreuungszeiten sind.

Diese Ausgangsüberlegungen führen zu einer klar strukturierten Konsilpraxis:

Das Eingangskonsil

Innerhalb der ersten 24 Stunden nach Neuaufnahme findet ein Eingangskonsil statt, um die wichtigsten Informationen zur Anamnese, Biografie sowie einer ersten Maßnahmenplanung der medizinischen und pflegerischen Versorgung zu klären. In der Regel nehmen an diesem Konsil die Bezugspflegekraft, ein Mitarbeiter des Aufnahmeteams, ggf. ein Physiotherapeut und auf Leitungsebene die Pflegedienstleitung oder die Wohnbereichsleitung teil.

Das große Konsil

Es findet abteilungsübergreifend maximal alle zwei Monate statt und an ihm nehmen die Bezugspflegekräfte, die Wohnbereichsleitungen, die Pflegedienstleitung, der einrichtungsberatende Apotheker, der Neurologe, der Psychiater, der Allgemeinmediziner oder Internist sowie die aktuell bei den zu besprechenden Fällen befassten internen Therapeuten teil.

In diesem Konsil werden alle Neuaufnahmen besprochen, auch wenn bereits aufgrund kleiner Konsilformate mit der therapeutischen Pflege die rehabilitative Arbeit begonnen wurde. Dieses Konsilformat soll noch offene fachliche Fragen zur Medikation, zur Diagnose oder zur Therapie klären. Gleichzeitig hat dieses Format den Charakter einer kollegialen Fortbildung, da alle Professionen bei den Fallbesprechungen voneinander lernen und das neu erworbene bzw. aufgefrischte Wissen im Alltag der folgenden Tage und Wochen unmittelbar auch in anderen Fällen anwenden können.

Das große Konsil wird in seiner Anamnese und den verabredeten Maßnahmen von der jeweiligen Bezugspflegekraft des besprochenen Falls dokumentiert. So können Erkenntnisse und Verabredungen unmittelbar in die Pflegeplanung einfließen und ggf. mit den nicht anwesenden behandelnden Hausärzten oder externen Therapeuten anschließend kommuniziert werden. Spätestens beim nächsten großen Konsil wird in gemeinsamer Runde kurz über Zwischenergebnisse oder Endergebnisse der verabredeten Maßnahmen berichtet. Das ist zum einen eine zusätzliche Handlungskontrolle und zum anderen wichtiger Bestandteil der beabsichtigten kollegialen Fortbildung.

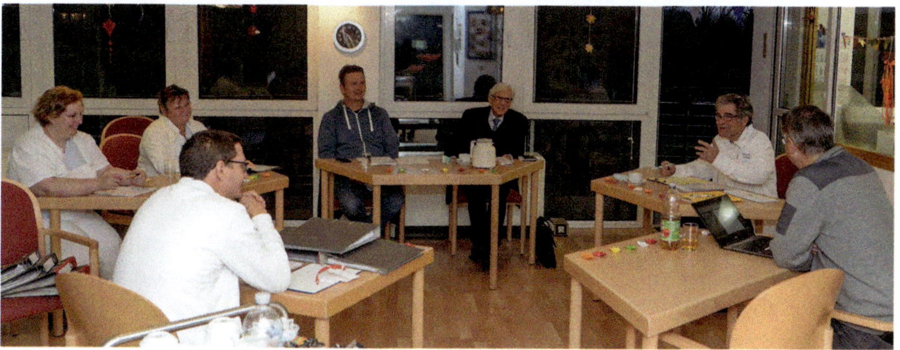

Abb. 18: Konsil: Fallbesprechungen in großer Runde (Foto: Walter Schernstein)

Das kleine Konsil

Es findet abteilungsbezogen (je Wohnbereich) mindestens alle zwei Wochen statt. An ihm nehmen alle Pflegekräfte der Bezugspflege, alle Fachkräfte, Pflegeassistenten, Mitarbeitende der sozialen Betreuung, die Wohnbereichsleitung und therapeutische Kräfte je nach aktueller Notwendigkeit sowie anlassbezogen auch einzelne Mitarbeitende der Hauswirtschaft in der bewohnernahen Versorgung dieses Bereiches teil. Wenn erforderlich, können zu einzelnen Fallbesprechungen auf Veranlassung der Wohnbereichsleitung, der Bezugspflegekraft oder der Pflegedienstleitung auch weitere Fachleute hinzugezogen werden.

Dieses Konsilformat findet im Rahmen einer geplanten verlängerten Dienstübergabe zwischen Früh- und Spätdienst in der Mittagszeit statt und hat den Charakter einer ausführlichen interdisziplinären Fallbesprechung, die von der Bezugspflegekraft dokumentiert wird. Einzelne Entwicklungsschritte werden fallbezogen ausführlich reflektiert, familiäre und andere biografische Kontexte miteinbezogen. Ebenso stehen Fragen der konkreten Zusammenarbeit zwischen den verschiedenen Akteuren und deren Optimierung auf der Tagesordnung. Prozesse werden analysiert. Je nach Bedarf geschieht dies unter Moderation der Wohnbereichsleitung, der Pflegedienstleitung oder auch mit Unterstützung einer externen Supervision.

Das »Zwischen-Tür-und-Angel«-Konsil

Diese Form der interdisziplinären Fallbesprechung ist oft spontan an keinen konkreten Ort gebunden und findet in der Regel mit zwei bis drei Personen statt.

Beispiele für »Tür-und-Angel-Konsile«:

- Der Physiotherapeut zeigt der Pflegekraft, welche Aufstehübungen er heute mit Frau M. trainiert hat und wie diese Übungen in der Grundversorgung der nächsten Tage von der Pflege fortgesetzt werden können.
- Die Ergotherapeutin zeigt der Pflegekraft, wie bei Herrn P. die Feinmotorik beim Frühstück trainiert werden kann.
- Die Motopädin bespricht mit der Ergotherapeutin, wie bei Frau K. durch entlastende Gespräche die emotionale Blockade beim selbständigen Gehen gelöst werden kann.
- Der Neurologe bespricht mit der Bezugspflege und dem Physiotherapeuten, wie die Reduzierung der Medikamente und ein Bewegungstraining aufeinander abgestimmt werden können.

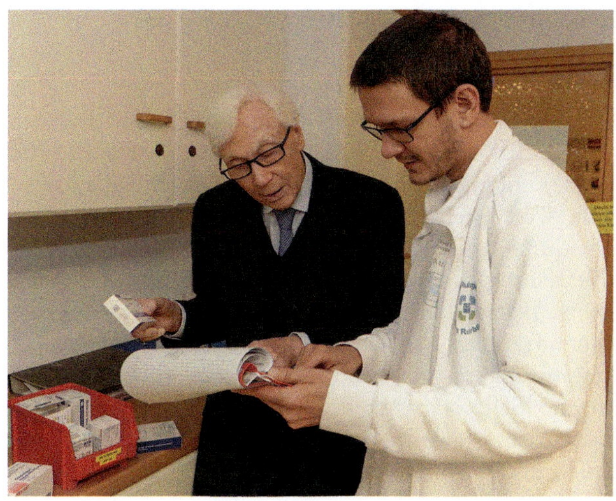

Abb. 19: Beratung zwischen Apotheker und Wohnbereichsleitung (Foto: Walter Schernstein)

Dies sind vier Beispiele für zig Mini-Fachgespräche, die im Verlauf einer Woche in den unterschiedlichsten Konstellationen stattfinden, alle mit dem Ziel, Wissen auf kurzem Wege zu teilen und therapeutisch Hand in Hand zu arbeiten. All diesen Gesprächen ist gemeinsam, dass eine möglichst zeitnahe Rückmeldung über Erfolg oder Misserfolg der Umsetzung getroffener Verabredungen erfolgt.
So lernen die Professionen voneinander am Fallbeispiel und es entsteht ein ganzheitliches gemeinsames Grundverständnis für das pflegerisch-rehabilitative Handeln. Dieses Format der gewollten und gesuchten Mini-Konsile »zwischen Tür und Angel« kostet verhältnismäßig wenig Zeit und ist sehr effektiv, außerdem fördert es die Freude an der Zusammenarbeit durch den gemeinsam erlebten Erfolg. Externe Therapeuten und Ärzte werden von solcher Qualität der Zusammenarbeit inspiriert und bringen sich ihrerseits engagiert und unterstützend ein.

Bei so vielen Akteuren mit sehr unterschiedlichen Persönlichkeiten, Ausbildungen und Berufsbiografien läuft natürlich nicht immer alles reibungslos in der Kommunikation und im Zusammenwirken. Aber die positiven Erfahrungen des gemeinsamen Erfolges und der tatsächlichen fachlichen Ergänzung überwiegen. Konfliktsituationen und Kommunikationsprobleme sind wie auch an anderen Stellen durch Supervisionen und Optimierung von Prozessen bearbeitbar und dann auch lösbar.

4.6 Die Rolle der sozialen Betreuung

Die besondere Bedeutung der Bezugspflege im Prozess der therapeutischen Pflege wurde bereits behandelt (► Kap. 4.2). Wir hatten dabei ausführlich die zentrale Bedeutung der Beziehungsarbeit für das Gelingen therapeutisch rehabilitativer Pflege dargestellt. Wesentlich ergänzt und unterstützt wird diese Beziehungsarbeit der Bezugspflege durch das Engagement der sozialen Betreuung.

Die soziale Betreuung fördert in Einzelbegleitung und Gruppenangeboten die soziale Interaktion Pflegebedürftiger. Ihre Teilhabe am Gemeinschaftsleben und die soziale Interaktion im Alltagsgeschehen sollen Wohlbefinden, Lebensfreude und das Gefühl für Alltagsnormalität stärken. Das sind wiederum Voraussetzungen, damit verloren gegangene Selbstständigkeit, Selbstwertgefühl und letztlich auch die Selbstwirksamkeit zurückgewonnen werden können. Nur so kann therapeutische Pflege ganzheitlich und nachhaltig wirken.

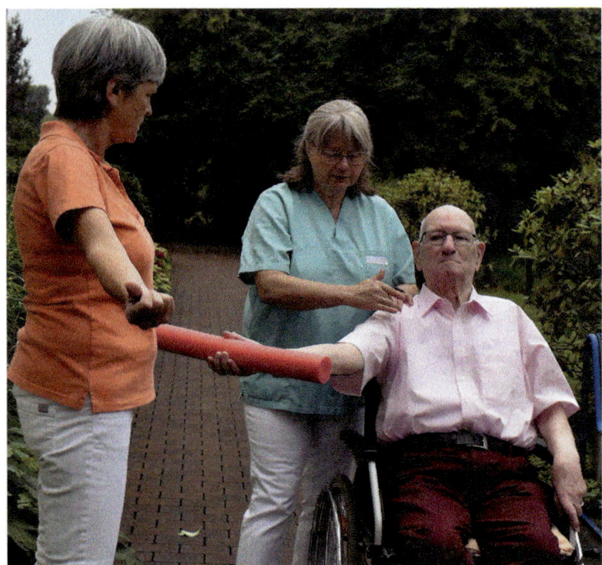

Abb. 20: Soziale Betreuung im Austausch mit Motopädin und Bewohner (Foto: Ev. Altenhilfe)

Deshalb sind die Mitarbeitenden der sozialen Betreuung unbedingt kleinschrittig in die Einzelfallplanung der therapeutischen Pflege einzubeziehen. Sie brauchen für jeden einzelnen Pflegegast/Bewohner die Kenntnis über das individuelle aktuell vorrangige Therapieziel. Die Mitarbeitenden der Betreuung sind entsprechend den Pflege-Mitarbeitenden durch die Therapeuten über Fortsetzungsmöglichkeiten bestimmter Übungen im Alltag zu informieren. Sie müssen wiederum ihrerseits den Therapeuten und den Pflegenden ihre Beobachtungen, Erfolge und Misserfolge im Umgang mit den betreuten Menschen zurückmelden. Dies geschieht im sogenannten Tür-und-Angel-Konsil und oder im kleinen Konsil des Wohnbereiches (► Kap. 4.5.2)

4.7 Die Rolle des medizinisch denkenden Apothekers

Viele ältere Menschen benötigen aufgrund ihrer Erkrankungen regelmäßig Medikamente. Bei Mehrfach-Erkrankungen (Multimorbidität) werden regelmäßig verschiedene Medikamente eingenommen, die miteinander in Wechselwirkung treten können. Grundsätzlich sollte die erwünschte Wirkung von Medikamenten immer größer sein als die unerwünschten Neben- oder Wechselwirkungen.

Die approbierte Apothekenfachkraft leistet hierzu beim großen Eingangskonsil, aber auch im Therapieverlauf eine wichtige Beratung. Sie ergänzt mit ihrem speziellen pharmakologischen Wissen die medizinische und die pflegerische Therapie.

Bei der Vielzahl der auf dem Markt verfügbaren Arzneimittel und dem stetig wachsenden Wissen um ihre Wirkungen ist das komplexe, pharmakologische Wissen vom einzelnen behandelnden Arzt alleine nicht mehr vollumfänglich zu erwarten. Außerdem wirken beim multimorbiden Patienten häufig mehrere Fachärzte an der Behandlung mit, die ihr Handeln nicht immer miteinander abstimmen. Und dann gibt es noch die völlig unabgestimmte Selbstmedikation älterer Menschen aufgrund medialer Produktwerbungen.

> »Es gibt nichts Schöneres, als Medikamente abzusetzen.«
> Prof. Dr. Markus Jüptner, Facharzt für Neurologie und Psychiatrie

> »Die ganzen Medikamente, die er nehmen musste, die wurden halbiert, da ging es ihm gleich besser.«
> Angehörige eines zurückgekehrten Bewohners

Der Autor weiß aus jahrzehntelanger Pflegeheimpraxis zu berichten, dass in rund 80 % der Neuaufnahmen durch sorgfältige Medikamentenanalyse in der Zusammenarbeit von approbierten Pharmakologen und behandelnden Ärzten die Ausgangslage und die Rahmenbedingungen für therapeutische Pflege nachhaltig verbessert werden konnten, wie zum Beispiel:

- Verringerung der Sturzgefahr
- Stabilisierung des Blutdrucks
- Steigerung der Vitalität
- Vermeidung von Müdigkeit und Benommenheit
- Vermeidung von Orientierungsstörungen bis hin zur Vermeidung medikamentös verursachter Demenzen
- Vermeidung von Funktionsstörungen des Herzkreislaufsystems, der Nieren, der Leber etc.

Beim geriatrischen Patienten, mit dem wir es in der altersspezifischen Pflege mit therapeutisch rehabilitativer Ausrichtung zu tun haben, ergeben sich folgende spezielle Gesichtspunkte der Medikationsanalyse:

1. Polymedikation

Die WHO beschreibt mit Polymedikation die regelmäßige Einnahme von mehr als fünf Medikamenten. Es ist im Einzelfall pharmakologisch und medizinisch zu prüfen, ob Anzahl, Wirkstoffe und Zusammensetzung der Arzneimittel mit ihrer erwünschten Wirkung in einem vertretbaren Verhältnis zu den Nebenwirkungen oder möglicherweise sogar zu wechselseitigen Kontrawirkungen stehen.

2. Arzneimittel-Interaktionen

Manchmal kann weniger mehr sein, manchmal ist aber auch eine andere Komposition in der Kombination der Arzneimittel schon hilfreich, wenn eine Reduktion aufgrund der Multimorbidität nicht geht. Hierzu ist die genaue Kenntnis der Wechselwirkungen von Wirkstoffen im menschlichen Körper wichtig.

3. Im Alter veränderte Pharmakokinetik und veränderte Pharmakodynamik

Die Pharmakokinetik beschreibt: Was passiert mit einem Wirkstoff im Körper?

- Wie wird der Wirkstoff im Körper freigesetzt (Liberation)?
- Wie wird der Wirkstoff im Körper aufgenommen (Absorption)?
- Wie wird der Wirkstoff im Körper verteilt (Distribution)?
- Wie wird der Wirkstoff im Körper umgebaut (Metabolism)?
- Wie werden die Produkte des Wirkstoffs vom Körper ausgeschieden (Exkretion)?

Die Anfangsbuchstaben der Begriffe ergeben den Gesamtbegriff LADME, mit dem in der Fachwelt sämtliche Vorgänge beschrieben werden, die ein Wirkstoff im Körper durchläuft.

Die Pharmakodynamik beschreibt: Was macht das Arzneimittel im und mit dem Körper? Welche Wirkungen und Nebenwirkungen erzeugt der Wirkstoff und seine Komposition als Arzneimittel im Körper?

Die Prozesse der Pharmakokinetik wie der Pharmakodynamik verlaufen beim älteren Menschen anders als in jüngeren Jahren. Gründe hierfür sind:

- Der Fettanteil im Körper nimmt zu, gleichzeitig nimmt der Wasseranteil ab. Dies führt dazu, dass wasserlösliche bzw. fettlösliche Arzneistoffe in veränderten Geschwindigkeiten und Quantitäten verstoffwechselt werden.
- Besonders der Leberstoffwechsel verändert sich, sodass Wirkstoffe und Giftstoffe langsamer abgebaut werden.

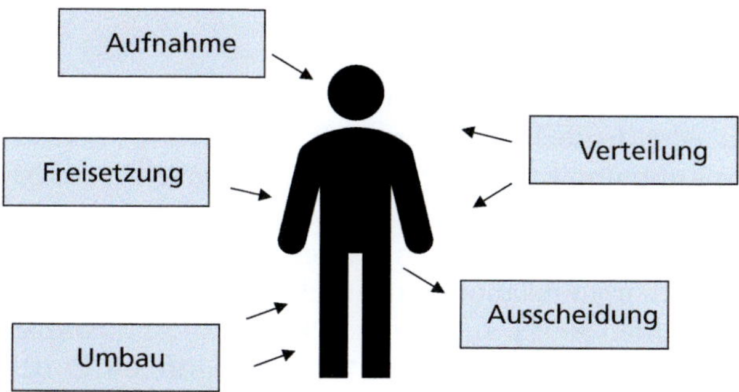

Abb. 21: Pharmakokinetik (eigene Darstellung)

- Die Nierenfunktion nimmt im Alter ab, somit auch die regenerierende Funktion für den Blutkreislauf.
- Die Empfindlichkeit der Rezeptoren, an denen Arzneistoffe andocken können, nimmt altersbedingt großteils ebenfalls ab (Graf, 2010, S. 88 ff.). Dies verändert die Wirksamkeit eines Arzneimittels. Auch ist hier zu bedenken, ob verschiedene Arzneien dieselben Rezeptoren nutzen und dadurch bei gleichzeitiger Wirkstoffgabe durch »Konkurrenz« eine Verringerung der Einzelwirkung eines Wirkstoffs eintritt.
- Die Multimorbidität (Anzahl der chronischen Erkrankungen) nimmt in der Regel im Alter zu. Zentrale Organe des Stoffwechselprozesses verändern ihre Leistung und somit den Stoffwechselprozess.

Zur Vertiefung weisen wir auf den Fachvortrag von Herrn Prof. Ekkehard Haen, Regensburg, hin (Haen, 2003).

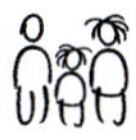

Hierzu skizzieren wir ein häufig auftretendes Fallbeispiel:

Ältere Menschen bekommen oft einen Betablocker zur Blutdrucksenkung verordnet, z. B. den Wirkstoff Metoprolol. Wenn nun in Folge herabgesetzter Leberdurchblutung (Pharmakokinetik) die Verstoffwechselung des Metoprolols im ersten Durchgang durch die Leber (First-Pass-Effekt) reduziert ist, verbleibt ein größerer wirksamer Anteil des Arzneimittels im Blut. Somit ist die Blutdrucksenkung bei gleicher Dosierung bei älteren Menschen stärker als bei jüngeren.

Wenn sich gleichzeitig die Anzahl der Betarezeptoren im Körper, an die sich der ins Blut gelangte Wirkstoff binden kann, altersbedingt verändert, ist zeitgleich auch die Pharmakodynamik eine andere. Das bedeutet im Umkehrschluss, dass besonders im Alter die Dosierung eines Medikamentes nach Menge und Zeitintervall der Verabreichung und ggf. auch die Kombination verschiedener Medikamente aktuell an den individuellen Stoffwechsel des einzelnen Menschen angepasst werden muss.

4. Kontraindikationen

Aufgrund der im Alter veränderten Pharmakokinetik und Pharmakodynamik kann aber nicht nur eine deutlich veränderte, oft reduzierte Dosierung sinnvoll sein, sondern wegen Kontraindikation sogar der absolute Verzicht auf bestimmte Medikamente, z. B. bei Vorerkrankungen, Stoffwechselstörungen oder erhöhter Sturzgefahr. Inzwischen gibt es verschiedene Listen mit Wirkstoffnamen, die es unter dem Aspekt der Kontraindikation im Einzelfall zu bedenken gilt. Eine der bekannteren dieser Listen ist die sogenannte PRISCUS-Liste (beispielsweise hier zu finden: https://www.priscus2-0.de/priscus-1.html, Zugriff am 17.02.2023) mit derzeit dreiundachtzig gelisteten Arzneistoffen.

Was der Siebzigjährige noch verträgt, kann für den Sechsundachtzigjährigen kontraindiziert sein. Es bleibt die Notwendigkeit, nach Anamnese und Alter eine Einzelfallbetrachtung unter fachlich verantwortlicher Entscheidung durchzuführen.

5. Applikation

Wenn nach sorgfältiger Analyse aus pharmakologischer und medizinischer Sicht Klarheit über die Notwendigkeit bestimmter Wirkstoffverordnungen besteht, bleibt noch die Frage: Welche Arzneimittelform (welches Device) ist für den konkreten Patienten die beste? Oft besteht tatsächlich die Auswahl zwischen Pulver, Tabletten, Tropfen, Kapseln etc. oder es gibt bei Inhalationsmitteln verschiedene Inhalationssysteme. Die Feinmotorik, Sehfähigkeit, vielleicht ein vorhandener Tremor oder die tageszeitlichen Möglichkeiten zur Einnahme entscheiden hier oft über die richtige Applikation. Wichtig ist, dass solche Applikationen gewählt werden, die im hohen Maße sicherstellen, dass der Patient zum richtigen Zeitpunkt und in richtiger Menge seine Arznei einnehmen kann. Denn nur tatsächlich und verordnungsgemäß genommene Medikamente können auch entsprechend der Absicht helfen.

6. Vermeidung von Non-Adhärenz

Der beste pharmakologische und medizinische Sachverstand hilft nicht, wenn der Patient nicht mitmacht und den Sinn einer Medikation nicht einsieht. Für den Gesamtprozess der therapeutischen Pflege haben wir die Notwendigkeit ausführlich beschrieben, den Motivationsschlüssel (Lebensmut, Zukunftsperspektive, Compliance bei der Therapie) zu finden (▶ Kap. 4.4). Die Bereitschaft des Patienten, als Bewohner motiviert am Therapieprozess mitzuwirken, schließt die medikamentöse Behandlung selbstverständlich ein. Fachleute sprechen hier von Adhärenz bzw. von der Vermeidung von Non-Adhärenz.

Vertrauen, das aus der Beziehungsarbeit mit dem Bewohner/Patienten erwächst, kann zu solcher Adhärenz beitragen. Mediziner und Pflegekräfte nehmen sich Zeit und erklären, warum welches Medikament wirklich wichtig ist und gemeinsam verfolgt man das Ziel: so wenig Medikamente wie möglich, aber eben auch so viele Medikamente wie heute noch nötig sind.

Es gilt die Zusage: Wir bleiben dran und reduzieren gemeinsam Medikamente, wann und wie immer es sinnvoll ist. Ja, es gibt auch die Patienten, für die das Motto heißt: Je mehr Medikamente, desto besser geht es mir. Bei ihnen stellt die Menge der Medikation keinen Grund für eine Therapieverweigerung dar.

7. Patientenperspektive

Am Ende des Katalogs zur Medikationsanalyse folgt die Handlungsperspektive, die alles ins individuelle Patientenlicht stellt. Die Leitfragen der Patientenperspektive sind: Welches Ziel hat der konkrete Mensch heute mit seinem Leben? Was will er oder sie als Heilungsziel erreichen, wie realistisch ist dieses Ziel und wie bekommen wir dieses Ziel mit der Medikation in Einklang?

Eigentlich, so mag man einwenden, muss man diese Frage doch ganz an den Anfang einer Medikamentenanalyse stellen. Das ist einerseits richtig und logisch, andererseits zeigt die Erfahrung, dass die vorangegangenen Betrachtungen oftmals diese Frage noch gar nicht zulassen. Zu oft sind solche Lebensentscheidungen erst nach Erholung aus einer Akuterkrankung und nach Sortierung von Übermedikation, Wechsel- und Nebenwirkungen und Aufarbeitung von Gründen für verlorenen Lebensmut möglich.

In der Palliativphase oder bei fortgeschrittener Krebserkrankung sind Fragen der Patientenperspektive häufig durchaus am Anfang der Heimaufnahme möglich und auch sehr sinnvoll. Das gilt auch für Menschen, bei denen kein akuter gesundheitlicher oder sozialer Einbruch stattgefunden hat, sondern die wegen reduzierter körperlicher und seelischer Kräfte die eigenständige Wohnung verlassen und sich in stationäre Pflege begeben.

Grundlegende Bedeutung der Medikationsanalyse für die therapeutische Pflege

Das Thema der Medikationsanalyse prägt in der Pharmakologie schon lange die Agenda von Forschung, Seminaren und Mitarbeiterfortbildungen. In jüngerer Zeit haben erfreulicherweise auch die Geriatrie und die Pflege dieses Thema als handlungsleitend für medizinische Therapie und pflegerische Betreuung älterer Menschen erkannt. Große Beachtung fand die interdisziplinär angelegte Studie in NRW und Mecklenburg-Vorpommern von 2015 unter der Leitung von Prof. Dr. med. Petra Thürmann, Universität Witten/Herdecke, in Kooperation mit wissenschaftlichen Lehrstühlen in Bonn, Rostock, Düsseldorf und Hamburg, Projekt »**A**rzneiMitteltherapiesicherheit bei **P**atienten in **E**inrichtungen der **L**angzeitpflege (AMTS-AMPEL)« (Thürmann, 2016).

Wir wünschen uns in den Curricula der Aus- und Weiterbildungen der Pflegefachkräfte, Mediziner, Pharmazeuten und Therapeuten eine deutlich stärkere Verankerung der gewonnenen Erkenntnisse zur Medikationsanalyse im höheren Lebensalter und die Verstärkung des interdisziplinären Austausches auf Augenhöhe. Dieser ist nicht nur auf der wissenschaftlichen Ebene, sondern besonders im Alltag notwendig. Nur so können medizinische und therapeutische Interventionen beim geriatrischen Patienten und in der therapeutischen Pflege erfolgreich sein und unnötige Leiden durch Medikationsfehler vermieden werden.

Zusammenfassend dürfen wir feststellen, dass der Apotheker mit seiner pharmakologischen Kompetenz gemeinsam mit den Medizinern und der Fachpflege entscheidend für die Weichenstellung einer gelingenden rehabilitativen Therapie in der altersspezifischen Pflege verantwortlich sind. Im Interview mit dem Arzt und Apotheker Dr. Hermann Liekfeld werden einzelne Aspekte dieser komplexen Thematik weiter veranschaulicht (► Kap. 8.3).

4.8 Die Rolle der Fachärzte für Neurologie, Psychiatrie und Psychotherapie

Bilder der Gerontopsychiatrie begleiten uns in der überwiegenden Zahl der zu betreuenden älteren Menschen, sei es als Begleitsymptomatik oder auch als ausgeprägte Krankheitsbilder. Depressionen und depressive Verstimmungen, Angststörungen, psychotische Störungen oder auch Delire sind gerade auch im fortgeschrittenen Alter gut behandelbar, wenn sie erkannt und fachlich richtig therapiert werden. Chronische Demenzen können, werden sie früh erkannt, in ihrem Verlauf zugunsten einer besseren Lebensqualität für die Betroffenen positiv medikamentös beeinflusst werden.

Deshalb ist die fachärztliche Begleitung der Psychiatrie mit Schwerpunkt Gerontopsychiatrie und der Psychotherapie grundsätzlich in jeder Pflegeeinrichtung der altersspezifischen Pflege zwingend erforderlich. Therapeutisch rehabilitative Pflege ist ohne die kleinschrittige Begleitung dieses fachärztlichen Dienstes gar nicht vorstellbar. In vielen Fällen sind Bewegungstherapie oder Ergotherapie überhaupt nicht durchführbar ohne vorangehende oder begleitende gerontopsychiatrische Behandlung. Beispielsweise ist ein Mensch mit depressiver Verbitterungsstörung oder in sozialem Rückzug gar nicht zur Mitwirkung bereit. Oder wie soll bei einem akuten Delir Ergotherapie funktionieren oder Gehtraining bei ausgeprägter Angststörung?

Oftmals gilt es mit fachärztlicher Hilfe der Gerontopsychiatrie und der Psychotherapie die Dosierung von Psychopharmaka und oder Sedativa so zu reduzieren, das substanzinduzierte Verwirrtheitskrisen oder Bewusstseinseintrübungen behoben werden und so andere Therapien erst durchführbar sind.

Aber auch neurologische Veränderungen und Erkrankungen sind in zunehmendem Alter an der Tagesordnung. Sie erfordern ihrerseits therapeutisch rehabilitative Pflege und/oder beeinflussen die Chancen von Therapiemöglichkeiten und Erfolgen. Zu den häufigeren neurologischen Krankheitsbildern im fortgeschrittenen Lebensalter zählen:

- Hirnblutungen
- Schlaganfälle
- Infarkte mit Paresen unterschiedlicher Ausprägung
- Parkinson-Syndrome
- Epilepsien
- Ataxie (z. B. bei Polyneuropathie)

Deshalb ist auch die kleinschrittige regelmäßige Begleitung einer stationären Pflegeeinrichtung durch den neurologischen Facharzt unverzichtbar notwendig.

Bei aller Wertschätzung der individuellen Wahlfreiheit der behandelnden Ärzte auch in Pflegeeinrichtungen empfiehlt es sich, dass jede therapeutisch arbeitende stationäre oder teilstationäre Einrichtung der altersspezifischen Pflege mindestens eine fachärztliche Person der Psychiatrie/Gerontopsychiatrie, Psychotherapie und Neurologie als Kooperationspartner gewonnen hat, die regelmäßig, mindestens aber vierzehntägig, zu ausführlichen Visiten ins Haus kommt. Je nach Größe der Einrichtung und Fluktuation der Pflegegäste ist sogar eine wöchentliche Fachvisite empfehlenswert. Manche Ärzte und Ärztinnen verbinden in ihrer Kompetenz die unterschiedlichen Fachbereiche der Neurologie, Psychiatrie und Psychotherapie in Personalunion. Das erspart die ansonsten sehr wichtigen zusätzlichen Absprachen in den sich oft überschneidenden Behandlungen ihrer Patienten.

Egal ob die genannten drei medizinischen Fachrichtungen durch einen oder mehrere Ärzte in einer Einrichtung vertreten werden: Der regelmäßige und zeitnahe Austausch mit den Bezugspflegekräften muss wesentlicher Bestandteil der ärztlichen Aktivität sein.

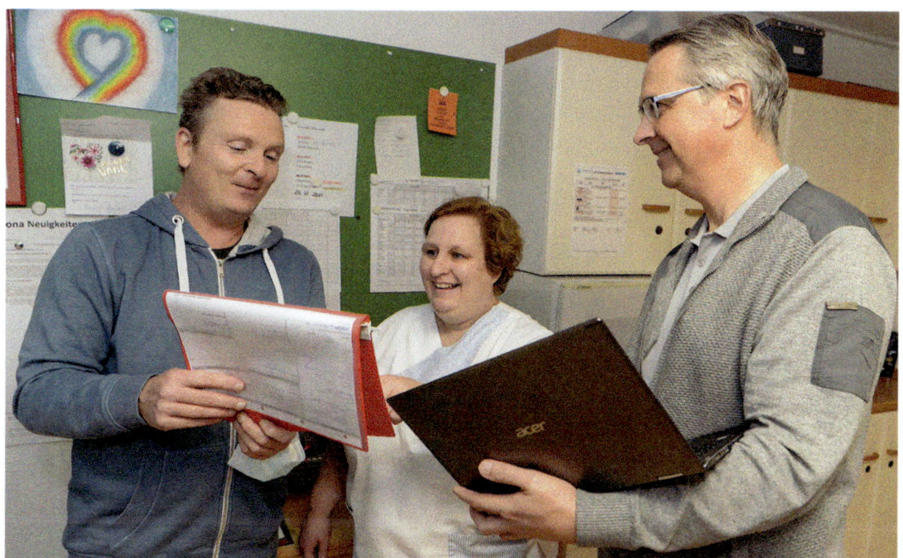

Abb. 22: Informationsaustausch Physiotherapeut, Pflegefachkraft und Neurologe (Foto: Walter Schernstein)

Bei der Bezugspflegefachkraft (▶ Kap. 4.2) laufen alle Informationen der Beobachtungen und der Betreuung rund um die Uhr zusammen. Während der Arzt nur eine Momentaufnahme bei der Visite sieht, können Pflege und Betreuung ein aussagekräftiges Langzeitbild der Beobachtungen zeichnen, als Grundlage für die weiteren therapeutischen Schritte. Damit wichtige Informationen nicht verloren gehen und alle Beteiligten zeitökonomisch arbeiten können, empfiehlt sich die kurze, aber sorgfältige und kleinschrittige Dokumentation. Diese Dokumentation der Beobachtungen, beispielsweise der Wirkung und Verträglichkeit verordneter Medikation oder bei Absetzung von Medikamenten, kann als Visitenvorbereitung dem Arzt vorab digital geschickt werden.

In einem Interview mit Herrn Professor Dr. Markus Jüptner, Facharzt für Neurologie und Psychiatrie mit Schwerpunkt Gerontopsychiatrie und Psychotherapie, sollen Aspekte des fachärztlichen Dienstes in der therapeutischen Pflege vertieft werden (▶ Kap. 8.1).

4.9 Die Rolle der Hausärzte

Hausärzte sind Vertrauenspersonen, oft langjährige Weggefährten. Für manche Hochbetagten sind sie nicht selten die einzigen noch verbliebenen engeren Kontakte, wenn Partner und Freunde versterben. Beim Einzug ins Pflegeheim stellt sich dann die Frage, ob die vertrauten Hausärzte verlässliche Hausbesuche ermöglichen können und wollen. Wenn dies zu realisieren ist, sollten bestehende hausärztliche Kontakte unbedingt fortbestehen und das nicht nur wegen des Rechtes auf freie Arztwahl, sondern wegen der beschriebenen Vertrauensbeziehung. Vor allem sollte der bisher begleitende Hausarzt an Bord bleiben, wenn es im Einzelfall nach stationärer therapeutischer Pflege die Perspektive auf Rückkehr in die häusliche Umgebung gibt.

So sehr der Autor die Rolle des Hausarztes also als wichtige kontinuierliche Begleitung einer therapeutischen Pflege unterstreicht, so sehr plädiert er gleichzeitig für einen Arztwechsel, ggf. auch für eine Interimsphase, wenn Hausbesuche im Heim nicht verlässlich zugesagt werden können. Denn gerade in einer multimorbiden Lebensphase und örtlichen wie sozialen Veränderungen ist die kleinschrittige Begleitung durch einen hausärztlichen Dienst vor Ort unverzichtbar. Viele Heime schließen Kooperationen mit hausärztlichen Diensten, die dann als Heimärzte tätig werden, um eine regelmäßige und kleinschrittige ärztliche Betreuung zu gewährleisten.

Ob Heimarzt oder individueller Hausarzt, in jedem Fall ist die Einbeziehung dieser ärztlichen Dienste in den Prozess der therapeutisch rehabilitativen Pflege notwendig. Das setzt eine hohe Sensibilität in der Kommunikation auf Seiten des Pflegeheims voraus. Das Pflegeheim informiert die Hausärzte über das Konzept der therapeutischen Pflege und erläutert ihnen die Bedeutung des multiprofessionellen Konsils (Apotheker, Neurologe, Psychiater, Fachtherapeuten, Fachpflege etc.).

Gerade wenn es um Diagnosen, Medikamentierung und realistische Therapieziele geht, braucht es Fingerspitzengefühl, damit langjährig behandelnde Ärzte nicht den Eindruck gewinnen, sie sollten in ihrer Kompetenz infrage gestellt oder gar eingeschränkt werden. Manchmal gelingt dieser Dialog trotz aller professionellen Bemühungen nicht, dann bleibt in Absprache mit den Patienten und ggf. ihren Angehörigen nur der Arztwechsel übrig, soll die therapeutische Pflege gelingen. In der überwiegenden Zahl der Fälle, so zeigt die Praxiserfahrung, sind Hausärzte für fachlich gute und strukturierte Partner in der therapeutischen Pflege des Heims aber dankbar und meistens gelingt es den Akteuren der Heimkonsile auch erfolgreich, die bestehenden ärztlichen Dienste partnerschaftlich und in guter Kommunikation einzubeziehen.

Da die zeitliche Belastung der behandelnden Ärzte ein wichtiger Faktor für das Gelingen der Zusammenarbeit ist, empfiehlt es sich, dass die Heime ihre Beobachtungen zu Krankheits- und Genesungsverläufen, zur Wirkung von verordneten Medikamenten und viele andere Beobachtungen den Arztpraxen digital zeitnah vor der jeweils nächsten Visite zu Verfügung stellen. So können Hausärzte oder auch mitbehandelnde Fachärzte vorbereitet ins Haus kommen. Auch sollte das Heim Wert auf vereinbarte Zeitfenstervisiten legen, um seinerseits mit informierten Pflegefachkräften (wenn möglich sogar mit der jeweiligen Bezugspflegekraft) begleiten zu können. Hier mag man einwenden: Das ist doch im Alltag eines Pflegeheims gar nicht machbar. Der Autor entgegnet: Doch, es ist machbar und der Erfolg belohnt solches Bemühen.

Es gibt jedoch eine Prämisse für die Umsetzbarkeit: Neben vielen anderen Aspekten der therapeutischen Pflege ist auch die Kommunikation mit den Hausärzten und den weiteren externen Fachärzten ein Grund dafür, dass die Fachpflege im Personalschlüssel zur Ermöglichung ihrer Aufgaben gestärkt werden muss. Es reicht eben nicht, dass wir die vorhandene Funktionspflege in den Einrichtungen mit therapeutischem Fachpersonal etwas erweitern, vielmehr gilt es die Fachpflege personell zu stärken, damit sie die Lotsen- und Strukturaufgaben erfüllen kann, die zwingend erforderlich sind (► Kap. 4.2).

4.10 Die Rolle der Fachtherapeuten

Fachtherapeutinnen und Fachtherapeuten sind Spezialisten rehabilitativer Arbeit und haben dabei ihren besonderen professionellen Schwerpunkt. Darüber hinaus brauchen sie zwei ausgeprägte persönliche Kompetenzen, die sie in der therapeutischen Pflege mit ihrer Fachlichkeit erst umfänglich wirksam werden lassen:

1. Das eine ist die entwickelte Empathie im Umgang mit älteren Menschen in ihren körperlichen und seelischen Begrenzungen. Der Therapeut braucht das geschulte Auge, diese Grenzen zu erkennen und die Bereitschaft, sie anzuerkennen. So wird der Klient, der Patient, der Pflegebedürftige zum Taktgeber der Therapie. Es

braucht viel Einfühlungsvermögen auf Seiten des Therapeuten, damit das motivierende Fordern nicht zum frustrierenden Überfordern wird.

2. Zum anderen braucht die therapeutische Fachkraft Freude und Demut, eigenes Fachwissen mit Pflegekräften motivierend zu teilen, damit ihre rehabilitative Behandlung im Alltag trainierende Fortsetzung findet. Therapeutische Pflege kann nur gelingen, wenn die Pflegekraft als verlängerter Arm der Fachtherapeuten die Therapie im Betreuungsalltag der täglichen Verrichtungen aufnimmt und entsprechend fortsetzt.
   In welchen kleineren Schritten dies im Einzelfall einer Physio- oder Ergotherapie beispielsweise geschehen kann, muss zwischen therapeutischer Fachkraft und Pflegekraft, Pflegeassistenz oder Mitarbeitenden der sozialen Betreuung vereinbart werden. Das braucht zusätzliche Zeit der Kommunikation und die Bereitschaft, Wissen zu teilen. Und es braucht die Fähigkeit und Bereitschaft, komplexe Zusammenhänge alltagstauglich und anschaulich zu erklären. Sicher muss die therapeutische Kraft der Pflegekraft auch die eine oder andere Bewegung oder Handhabung konkret demonstrieren. Andererseits muss die Pflegekraft dem therapeutischen Kollegen zuverlässige Rückmeldung zu ihren Beobachtungen geben.

In jedem Fall geht es um ein eng verzahntes Miteinander von Therapeuten, Pflege und sozialer Betreuung. Auch extern ins Haus kommende Fachtherapeuten arbeiten nicht parallel zur Versorgungspflege des Heimes ihre Rezepte ab. Es gibt in den einzelnen Wohnbereichen Therapiepläne, die präzise ausweisen, wann und bei wem welche Therapien im Wochenplan vorgesehen sind. Solch eine Planung ist auch dann sinnvoll, wenn bei gebotener Flexibilität, beispielsweise bedingt durch die Tagesform eines Patienten, von diesem Plan abgewichen werden muss. So sind alle an der therapeutischen Pflege Beteiligten informiert, inklusive der Angehörigen, und können Entwicklungsschritte kleinschrittig beobachten und mit beeinflussen.

Die besondere Rolle der verschiedenen therapeutischen Fachrichtungen im Zusammenwirken der therapeutisch rehabilitativen Pflege soll im Folgenden beschrieben werden. Am Schluss dieses Buches werden die unterschiedlichen therapeutischen Perspektiven noch einmal vertiefend ausgeleuchtet. Im Fachgespräch kommen dort Therapeutinnen und Therapeuten zu Wort, die seit vielen Jahren rehabilitativ in der altersspezifischen Pflege arbeiten. Sie geben hilfreiche Einblicke in ihren Erfahrungsschatz und sprechen praxisnah über die großartigen Möglichkeiten, aber auch über Herausforderungen und Stolpersteine in der multiprofessionellen Zusammenarbeit der therapeutisch altersspezifischen Pflege (► Kap. 8).

Doch zunächst hier eine offene Beispielliste der in der therapeutischen Pflege sinnvoll und gewinnbringend einsetzbaren rehabilitativ arbeitenden Fachrichtungen:

4.10.1 Physiotherapie

Ob nach Sturz mit und ohne Frakturen, bei Verschleißerscheinungen des Geh- und Bewegungsapparates, Morbus Parkinson, nach längerer Bettlägerigkeit, Schlaganfall, bei Polyneuropathie oder bei vielen anderen Bildern der Bewegungseinschränkung ist die Fachkompetenz des Physiotherapeuten in der altersspezifischen Pflege von unverzichtbarem Wert.

Die Wiederherstellung oder Stabilisierung der Steh- und Gehfähigkeit mit und ohne Hilfsmittel oder der Fortbewegungsmöglichkeit im Rollstuhl sind Grundvoraussetzung für die Selbstständigkeit eines Menschen und seine selbstbestimmte Teilhabe am Leben (▸ Abb. 23).

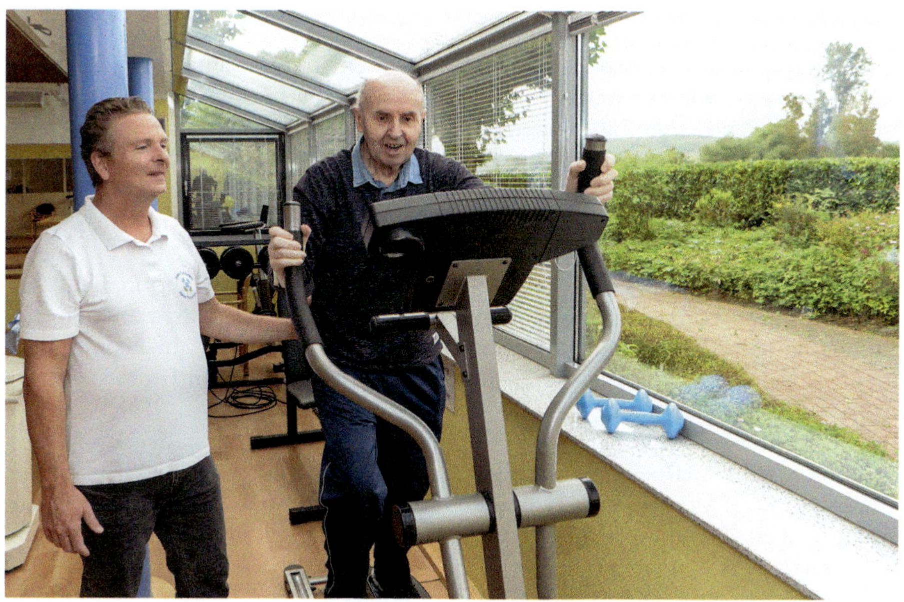

Abb. 23: Training im Raum der Bewegungstherapie (Foto: Walter Schernstein)

Manches Mal beginnt die Wiederherstellung oder Stabilisierung mit der Therapie zum Muskelaufbau und den Bewegungsübungen im Bett, bevor es dann nach anstrengenden Tagen oder Wochen auf die Bettkante und in den Rollstuhl gehen kann. So wie sich der Lebensradius durch chronische Erkrankungen langsam verengt oder sich durch plötzliche gesundheitliche Einbrüche die Lebensperspektive schlagartig verändert, so kann Physiotherapie die Lebensperspektive und den Lebensradius wieder weiten helfen. Menschen lernen z. B. nach Hirnblutungen am Barren im mühseligen Training wieder Laufen. Diese Trainingsprozesse dauern im Alter meist länger und sind für alle Beteiligten anstrengender, aber durchaus erfolgreich. Voraussetzung ist, dass der Patient Lebensmut und Motivation zum Mitmachen wiedergefunden hat und man ihm die Rolle des Taktgebers zubilligt (▸ Kap. 4.3). Ein abgestimmtes Programm zwischen Pflege, neurologischem Facharzt, Ergotherapie und Physiotherapie zeigt selbst bei fortgeschrittenem Morbus Parkinson verblüffende Erfolge der sturzsicheren und sogar der sportlichen Beweglichkeit.

Oft hängen Erfolg und Misserfolg der Physiotherapie in der altersspezifischen Pflege davon ab, wie sehr sich die therapeutische Intervention an die Tagesform, den

Lebensrhythmus und die emotionale Situation des Patienten anpassen kann. Auch spielt die Frage der Verordnungsfrequenz (zweimal, dreimal, viermal pro Woche oder täglich) eine wichtige Rolle. Vor allem aber ist die abgestimmte Fortsetzung des physiotherapeutischen Handelns in der pflegerischen Alltagsversorgung entscheidend. Dies erfordert eine engmaschige und verständliche Abstimmung zwischen Physiotherapie, Pflege und Betreuung (▸ Kap. 4.5)

4.10.2 Ergotherapie

Ergotherapie in der altersspezifischen Pflege hat eine große Schnittmenge mit der Physiotherapie und braucht deshalb nicht nur den engen Austausch mit der Pflege und der sozialen Betreuung, sondern auch gerade mit der Physiotherapie.

Der Ergotherapie geht es auch um Bewegung, allerdings mit den Schwerpunkten der Feinmotorik, des Alltagstrainings und der kognitiven Fähigkeiten. An- und Auskleidetraining gehört genauso dazu wie Esstraining oder das Training der kognitiven Kompetenzen.

Die Einbeziehung des Bobath-Konzeptes in die Ergotherapie ermöglicht sehr wirkungsvolle Trainingsprogramme zur Lagerung der großen Extremitäten und Einübung von Sitzpositionen. Wenn diese fachlich konzipierten Trainingsprogramme im Versorgungsalltag der Pflege fortgesetzt werden, entfalten sie beeindruckende Therapieerfolge.

Je engmaschiger Ergotherapie, Pflege und soziale Betreuung in der Klientenbegleitung zusammenarbeiten, umso durchgehender bekommt das Nervensystem des zu versorgenden Menschen die richtigen Reize über den 24-Stunden-Tag. So werden Beweglichkeit, Feinmotorik, Körperanspannung und -entspannung trainiert und verbessert.

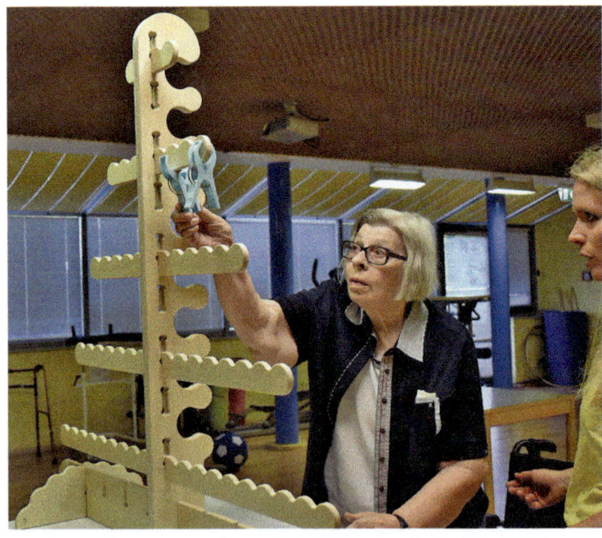

Abb. 24: Ergotherapeutische Arbeit für mehr Alltagskompetenz (Foto: Ev. Altenhilfe)

Durch eine ergonomische Wohnraumbetrachtung und in Folge entsprechende Wohnraum- oder Milieu-Umgestaltung können Bewegungs- und Lagerungstrainings nachhaltig unterstützt oder gar verstärkt werden. Diese therapeutische Milieugestaltung und auch der Zeitbedarf für die engmaschigen Absprachen mit der Pflege und der sozialen Betreuung sind im Zeitbudget der Kassenverordnungen für Ergotherapie nicht vorgesehen. Sie sind aber gerade in der therapeutisch rehabilitativen Pflege unerlässlich. Hier muss der Gesetzgeber künftig die Kassenleistungen anpassen. Bis dahin muss der Ergotherapie im Pflegeheim durch Zusatzfinanzierung diese ganzheitliche Arbeit ermöglicht werden (▸ Kap. 4.15).

Ergotherapie arbeitet viel in der Einzeltherapie, aber auch mit Kleingruppen wie beispielsweise mit Parkinsongruppen.

4.10.3 Motopädie

Jede gute Therapie handelt möglichst individuell und sucht biografieorientiert den Zugang zum Patienten. Die Motopädie kann man aber getrost die Königsdisziplin in der therapeutischen Arbeit nennen, wenn es darum geht, individuelle Lösungen der Rehabilitation zu finden, Selbstheilungskräfte zu aktivieren und Alltagsbewältigung zu thematisieren. Die Motopädie kommt in der Regel ohne vorgefertigte Übungsabläufe aus und entwickelt zumindest in der Einzeltherapie diese mit dem Klienten individuell und tagesformabhängig.

So wird der Klient nicht nur, was die Zeitabläufe und die Belastungsgrenzen angeht, zum Taktgeber, sondern auch in Bezug auf die konkrete inhaltliche Gestaltung der therapeutischen Intervention. Der Leitgedanke der Motopädie ist dabei die Stärkung der Selbstheilungskräfte eines Menschen, Hilfe zur Selbsthilfe und somit die Stärkung des Selbstwertgefühls und des Lebenswillens.

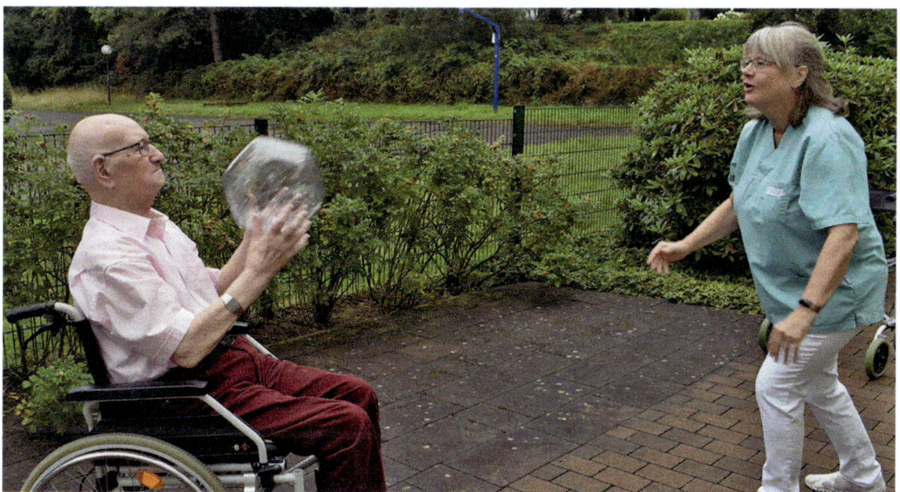

Abb. 25: Koordination, Muskelaufbau und Spaß im motopädischen Training (Foto: Ev. Altenhilfe)

Dies setzt auf Seiten des Therapeuten große Empathiefähigkeit und ein umfassendes Fachwissen der Zusammenhänge von Körper, Geist und Seele eines Menschen sowie enorme professionelle Flexibilität voraus. Nur so ist eine fachliche Leitung der individuellen Therapieeinheit zu realisieren, ohne dass diese als Fremdbestimmung wahrgenommen wird.

> »Zeit und Ruhe – das ist der Schlüssel, dass der Bewohner sich respektiert fühlt.«
> Karla Wischmann, Motopädin

Die Motopädie stellt die Frage nach dem Zusammenhang zwischen der körperlichen Motorik, der geistigen Beweglichkeit und des seelischen Wohlbefindens. Manche motorischen Blockaden können durch die Steigerung des seelischen Wohlbefindens oder der geistigen Beweglichkeit verringert oder aufgehoben werden. Deshalb gehören für die Motopädie Bewegungsübungen, Gedächtnistraining, entlastende Gespräche und das Erleben sozialer Kontakte unmittelbar als Interventionselemente zusammen. Im hinhörenden, entlastenden Gespräch findet die Motopädie oft erst den Schlüssel zur Lebensmotivation und somit zur Compliance für jegliches therapeutisches Handeln – auch der anderen Fachrichtungen.

Warum hat die Motopädie diese herausragende Rolle? Die Antwort ist einfach: Sie hat die Zeit und die Freiheit, erst einmal und immer wieder neu hinzuhören. Denn sie hat im Unterschied zur Physio- und Ergotherapie keine begrenzte Zahl von Verordnungen mit ärztlich definierten Arbeitsaufträgen, die es zügig abzuarbeiten gilt. Die Motopädie ist keine definierte Regelleistung der Kassen, sie muss also von der Einrichtung selber finanziert werden (▸ Kap. 4.15).

Motopädische Kompetenz ist aber für therapeutische Pflege von so unschätzbarem Wert, weil sie Erkenntnisse der psychotherapeutischen Gesprächsführung mit Wissen um die Motorik eines Menschen verbindet. So setzt sie oft zeitgleich geistige und körperliche Beweglichkeit wieder in Gang und stärkt damit seelische Kräfte eines neugewonnenen Lebensmutes.

Motopädie arbeitet häufig in der Einzelbegegnung, aber auch in der Kleingruppentherapie, weil soziale Interaktion Teil der Alltagsnormalität ist und das Selbstwertgefühl des Einzelnen steigert. Gemeinsam mit anderen trainieren und zwischendurch lachen, erzählen und sich über kleine Erfolge freuen stärkt den Lebensmut. Oft sind diese Kleingruppenaktivitäten für die hinhörenden und hinsehenden motopädischen Fachkräfte eine wertvolle Quelle weiterer Informationen für die nächste Einzeltherapie mit einem Menschen.

4.10.4 Musikgeragogik

Musikgeragogik ist eine noch junge Disziplin, sie verbindet Erkenntnisse der Musikpädagogik mit Wissen der Geragogik. Welche besondere Rolle spielt Musikgeragogik im Konzert der therapeutischen Pflege? Sieben Facetten sollen hier beleuchtet werden:

1. Vergessen geglaubte Biografieschätze werden neu entdeckt. Mit Melodien und Liedern verbinden Menschen Erinnerungen an Erlebtes, an Begegnungen, Klei-

dung, Gerüche, ganz bestimmte Gefühle und andere Menschen. Solche Schätze der Vergangenheit sind bei der biografischen Arbeit sehr wertvoll.
Wenn es positive Erinnerungen sind, können sie im Heute positive Emotionen freisetzen und in den Austausch führen. Wenn es negativ besetzte Erinnerungen und traumatische Erfahrungen sind, können sie der Schlüssel zu entlastenden Gesprächen sein.

2. Der Schlüssel zu Lebensmut mit der Bereitschaft, bei Training und Therapie mitzumachen, wird wiedergefunden. Welche Motivation ist stark genug, um den Lebensmut neu zu wecken und trotz erlebter Schicksalsschläge im höheren Lebensalter noch einmal durchzustarten und bei der Therapie mitzumachen? Die Musik hilft, solche Motivationsschlüssel in der individuellen Biografie zu finden und ist manchmal selbst ein solcher Schlüssel. Die Musikgeragogin Anke Kolodziej erzählt von diesen Erfahrungen (► Kap. 8.11).
3. Kommunikation trotz gestörter Sprachfähigkeit wird ermöglicht. Miteinander singen und musizieren geht noch lange, nachdem demenzbedingt das Miteinandersprechen gestört ist. Die emotionale Interaktion ist wichtiger Teil unseres Mensch-Seins. Wir wissen seit Langem, dass gerade in der Demenz die emotionale Kompetenz eines Menschen sich verstärkt und ausbildet. Das nutzt Musikgeragogik.

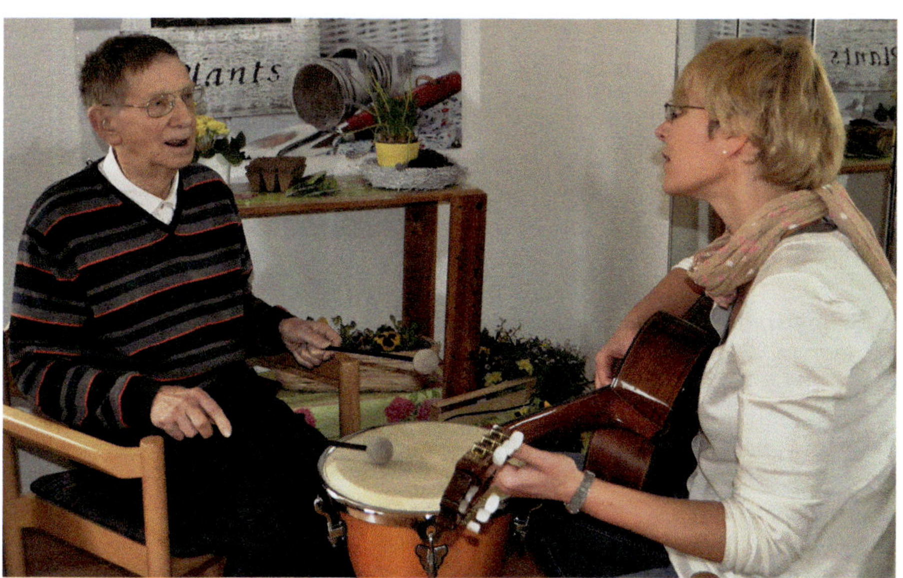

Abb. 26: Zugewandte, individuelle musikgeragogische Einzelarbeit (Foto: Ev. Altenhilfe)

4. Soziale Interaktion geschieht ganz neu und mit völlig fremden Menschen. Musik schafft Gemeinschaft über alle Grenzen der Generationen, der Nationalitäten und der sozialen Unterschiede hinweg. Das ist gerade dann wichtig, wenn

Menschen am Ende ihres Lebens in völlig neue Sozialgemeinschaften, wie z. B. ein Pflegeheim, kommen.

5. Wertschätzung und Zuwendung können erfahren und angenommen werden. In der Einzeltherapie, dem direkten Gegenüber zweier Menschen, kann das Vorsingen oder Vorspielen eines Liedes, das für diesen einen Menschen biografisch eine herausragende Bedeutung hat, eine unvergleichliche Zuwendung sein und Verschlossenheit öffnen.
6. Menschen üben Singen und Musizieren und lernen dabei wieder gemeinsam zu lachen. Musikgeragogik fragt: Wie ist der ältere Mensch mit der Musik verbunden, wie kann ich ihm heute mithilfe der Musik Lust auf Leben machen und dabei Wohlbefinden und Orientierung stärken? Und wie kann ich mit Hilfe der Musik soziale Interaktion stärken, Gemeinschaft und Geselligkeit fördern? So schafft Musikgeragogik neben den oben beschriebenen direkten therapeutischen Interventionen auch die emotionale und mentale Voraussetzung für die anderen Therapien. Menschen, die wieder auf Leben Lust bekommen haben, sind leichter zum Esstraining oder Rollatortraining zu motivieren. Menschen, die in Gemeinschaft neu Lachen gelernt haben, machen motivierter auch bei anstrengenden Übungen des Sitztanzes oder der Rollstuhlhandballgruppe mit.
7. Musik kann in der Sterbebegleitung durch biografisch ausgewählte vertraute Klänge und Texte Ängste nehmen und den Abschied erleichtern. Glaubenslieder spielen für viele Menschen hierbei eine besondere Rolle. Musik als Medium der Geborgenheit ist gerade auf der allerletzten Wegstrecke von unschätzbarem Wert. Die Klangschale auf dem Bett kann mit ihren tiefen Schwingungen für Entkrampfung und Entspannung sorgen, bis hin zu schmerzlindernder Wirkung und Atmungserleichterung.

Einzelaspekte der musikgeragogischen Interventionen werden im Interview mit einer engagierten Praktikerin vertieft (▶ Kap. 8.11). Weitere Praxisbeispiele finden sich im Fachbuch von Anke Kolodziej (Kolodziej, 2016).

Fallbeispiel aus dem Alltag der Musikgeragogin

»Also ich denke gerne an einen Bewohner. Er war griesgrämig, war komplett unversöhnt mit sich, war gebrechlich, er konnte nicht mehr sehen. Und er war auch wütend und unfreundlich. Jeder Versuch, mit ihm ins Gespräch zu kommen, scheiterte. Ich bin öfter zu ihm gegangen, er hat sich dann abgewendet, wollte gar nicht mit mir sprechen.

Und dann hat die Tochter mir erzählt, dass dieser Mann 20 Jahre lang in einem Männerchor gesungen hat. Daraufhin habe ich im Internet Lieder rausgesucht von einem Männerchor, bin zu ihm gegangen und habe gesagt: ›Heute hab ich noch was mitgebracht.‹ Und habe ein Lied gefunden, das der Chor auch oft gesungen hat, und habe ihm das vorgespielt.

Nun gehe ich ganz regelmäßig zu ihm und wir hören uns diese Musik an, die er früher gesungen hat, das weckt eine unglaubliche Lebensenergie. Er ist in diesem Moment in den Gefühlen von früher, er beschreibt dann alles: die Reisen, die Konzerte, die der Chor durchgeführt hat. Das gibt ihm Fröhlichkeit, er ist gelöst und hat gute Laune.

Dieser Chor, der immer noch existiert, hat ein Konzert hier in Mülheim gegeben. Er ist auch eingeladen worden und hat mich mitgenommen. Er hat mich vorgestellt: ›Das ist die Anke[4], mit der singe ich jetzt im Ruhrgarten.‹

Der Bewohner ist offener geworden für die Arbeit mit der Bewegungstherapeutin. Er ist nicht mehr so verdrießlich und ist auch ein bisschen freundlicher geworden im Umgang mit der Pflege.«

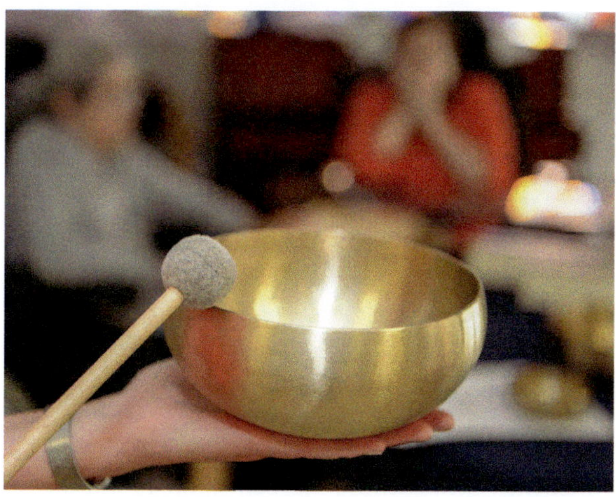

Abb. 27: Die Klangschale in der Musikgeragogik (Foto: Walter Schernstein)

4.10.5 Kunstgeragogik

»Wie viel Farbe steckt in einem Menschen? Wie können wir diese Farbe finden und sichtbar werden lassen?«, so formuliert die Kunstgeragogin Barbara Wachsmann die Leitfragen ihres Handelns in der therapeutischen Pflege. Kunstgeragogik kann psychosomatisch Heilungsprozesse für Körper und Seele in Gang setzen oder positiv beeinflussen. Dabei wird der Mensch ganzheitlich gesehen und in seiner aktuellen Erlebniswelt abgeholt. Diese Abholorte sind individuell sehr verschieden: Erlebnisse der Kindheit, Erfahrungen in der Mutter-/Vaterrolle, Phasen der Verliebtheit, berufliche Situationen, Sorgen um Krankheit und Familie, Urlaubserinnerungen etc.

Die Kunstgeragogik bietet Hilfen, solche Erlebnisse noch einmal zu durchleben. Das bringt dem Menschen jede Menge Energie, manchmal kommt die kindliche Energie zurück. Es ist das Ziel der Kunstgeragogik, den einzelnen Menschen individuell seine Energie vergangener Zeiten noch einmal spüren zu lassen, ihn so ins Handeln zu bringen und ihn dabei Freude erleben zu lassen. Körperliche oder seelische Beeinträchtigungen können dabei für eine begrenzte Zeit in den Hinter-

4 Der Bewohner meint hier die Musikgeragogin.

grund treten oder gar vergessen werden und ein alter Mensch ist mit ganzer Konzentration bei der Gestaltung mit Farben und Pinsel.

Kunst dient als Ausdrucksform eigener Erinnerungen und Gefühle, weil z. B. die Sprache nicht mehr funktioniert oder die Lebenskraft auf ein Minimum zusammengeschrumpft ist. Freude, Trauer, Wut können mit kunstgeragogischer Unterstützung ausgelebt werden, Gefühle können sogar potenziert werden. Die Validierung erfolgt dann durch Spiegelung der Gefühle.

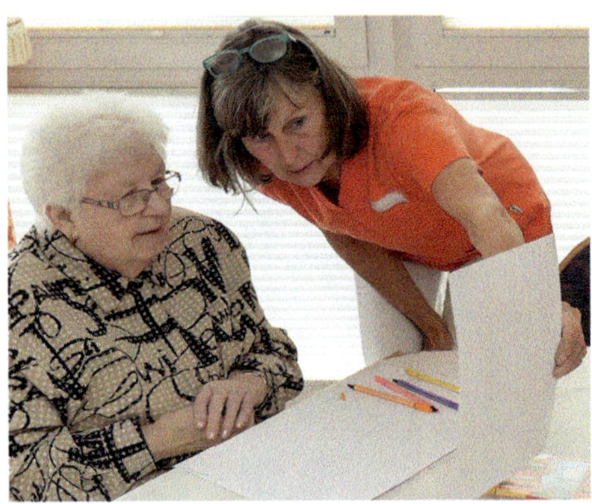

Abb. 28: Kunstgeragogik als wertvolle Begegnung (Foto: Walter Schernstein)

So trägt die Kunstgeragogik in besonderer Weise zur in diesem Buch bereits mehrfach beschriebenen Schlüsselfindung bei, wenn es um die Suche nach biografischen Quellen geht. Motivation und Lebensmut sollen wiedergefunden werden und dazu die Compliance zur Mitwirkung bei den Therapien. Die Kunstgeragogik ist Biografie- und Motivationsarbeit pur. Sie hilft dem älteren Menschen, sich selber wiederzufinden, sie hilft ebenso die soziale Interaktion und die Gemeinschaft neu als Erfahrung der Lebensfreude und der persönlichen Stärkung zu erleben.

Fallbeispiel aus dem Alltag der Kunstgeragogin

Eine Bewohnerin wurde in Tränen aufgelöst zur Maltherapie gebracht, sie war kurz vor ihrem 98. Geburtstag. Sie war völlig verzweifelt: »Ich werde 98, haben die Leute mir gesagt, und ich weiß gar nicht, wie ich da hingekommen bin. Wo ist mein Leben geblieben? Ich weiß es nicht mehr.« Sie war so schockiert, dass sie nicht mehr wusste, was sie in den 98 Jahren gemacht hat. Die Kunstgeragogin hat dann validierend gefragt: »Und in diesem langen Leben, was war der schönste Moment?« Sie wusste es sofort. »Das war, als ich in der Schaukel im Kirschbaum bei meiner Oma saß.« Dann hat sie ein Blatt und Stifte bekommen und konnte dieses Bild malen, sie hat genau diese Situation gezeichnet, mit allen Details. Sie nannte das Bild: »Freischaukeln«. Die Bewohnerin hat zurück in ihr Leben gefunden und konnte die kindliche Freude noch einmal empfinden.

In der therapeutischen Pflege arbeitet die Kunstgeragogik eng mit der Musiktherapie und der Motopädie zusammen – geht es ihr doch um den Zusammenhang und den Zusammenklang von Körper, Geist und Seele, damit eigene Energien frei werden. So werden wechselseitig Informationen zur Biografie ausgetauscht, aber auch Beobachtungen und Fortschritte in der Mobilität eines Menschen und der emotionalen Entwicklung.

Selbstverständlich wird auch alles Relevante zeitnah mit der Pflege und der sozialen Betreuung kommuniziert. Gerade Pflege und soziale Betreuung sind dankbar für Hinweise, wie im Alltag Lebensfreude geweckt und positive biografische Erlebnisse erinnert werden können. Ihrerseits berichten Pflege und soziale Betreuung in Übergaben und Fallbesprechungen der Kunstgeragogik über ihre Beobachtungen und Erlebnisse mit dem Pflegebedürftigen.

In Kapitel 8 werden die Handlungsstrategien der Kunstgeragogik erläutert (► Kap. 8.12). Auf der begleitenden Webseite zum Buch (https://haus-ruhrgarten.de/pflege-therapie-betreuung/fachbuch-therapeutische-pflege) werden außerdem anhand einzelner kurzer Fallbeispiele berufliche Alltagserfahrungen geschildert. Im Literaturverzeichnis findet sich außerdem weiteres Material zum vertiefenden Lesen.

4.10.6 Lichttherapie

Fachlich korrekt eingesetzte Lichttherapie hat im Wesentlichen drei gewünschte positive Wirkungen:

1. Seit langem ist die antidepressive Wirkung von Sonnenlicht oder tageslichtähnlichem Kunstlicht bekannt und findet bei der Behandlung von depressiven Erkrankungen auf ärztliche Verordnung hin klinische Anwendung.
2. Mit der Wirkung von kurzwelligem (blauem oder grünem) Sonnenlicht am Tag bzw. dem langwelligeren gelben Sonnenlicht am Abend wird unsere biologische Uhr und somit der Tag-/Nachtrhythmus gesteuert.
3. Angeregt von kurzwelligem Sonnenlicht produziert unser Körper aktivierende Botenstoffe und Glückshormone, die zu gesteigerter Vitalität, Konzentration und Orientierung verhelfen.

Welche Bedeutung hat nun der fachlich geplante Einsatz von Tageslicht oder tageslichtähnlichem Kunstlicht als Lichttherapie für die therapeutische Pflege? Zum einen können wir mit der richtigen Innenraumbeleuchtung in Ergänzung zu regelmäßigen Aufenthalten im Sonnenlicht den Tag-/Nachtrhythmus älterer Menschen steuern und so erkennbar Einschlaf- und Durchschlafmedikation verringern oder ganz vermeiden. Diese natürliche Steuerung über die körpereigene biologische Uhr hat keine unerwünschten Neben- oder Wechselwirkungen, wie wir sie von Schlafmedikationen kennen. Zum anderen können wir die Effizienz von Gedächtnistraining, Ergotherapie, Motopädie und anderen Trainings nachhaltig steigern, da die Menschen durch die richtige Beleuchtung wacher, aktiver, motivierter, orientierter und positiver gestimmt sind.

Dies wollen wir nun etwas genauer betrachten: Mit der Entdeckung des Photopigmentes Melanopsin in der Netzhaut des menschlichen Auges wurde die immens wichtige Steuerung unserer biologischen Uhr durch die unterschiedlichen Lichtfarben des Tageslichtes erklärbar. Das kurzwellige blaue oder grüne Licht signalisiert über das Auge dem Gehirn, dass es Tag ist. Es werden in Folge jene Botenstoffe produziert, die wach machen, aktiv sein lassen und die Konzentration fördern. Das eher langwellige gelbe Licht signalisiert dem Gehirn den Abend und die bevorstehende Nachtruhe, es wird Melatonin zur Beruhigung und später zum Schlaf produziert. Unser Auge ist also viel mehr als nur ein exzellentes Sehorgan. Es ist wesentlich daran beteiligt, unsere biologische Uhr zu steuern und damit unseren Tag-/Nachtrhythmus.

Dieses Wissen hat man sich zunächst in der Arbeitsmedizin zunutze gemacht, um Schichtarbeiter durch geeignete Beleuchtung nachts in den Werkshallen aktiv wach und konzentriert zu halten. Die Beleuchtung galt es dann gegen Schichtende jeweils umzustellen, damit die Arbeiter in den Morgenstunden den nötigen Schlaf fanden. Insgesamt lautet die Empfehlung, zwei Stunden vor dem geplanten Einschlafen künstliches Licht zu dimmen und vor allem den Anteil des Blaulichtes zu reduzieren (als Beispiel eine Empfehlung der Gesetzlichen Unfallversicherung für Schichtarbeiter: DGUV, 2019, S. 13).

Aber auch ohne Schichtarbeit haben gerade ältere Menschen oft einen gestörten Tag-/Nachtrhythmus. Das liegt an Stoffwechselstörungen, aber auch daran, dass sie tagsüber überwiegend in Innenräumen und mit wenig Bewegung leben. Wer tagsüber durch Mangel an ausreichend kurzwelligem blauem und grünem Licht nicht richtig wach und aktiv wird und sich auch nicht auspowert, ist am Abend folgerichtig nicht gesund müde. Deshalb kommt der tageslichtähnlichen Innenbeleuchtung in Pflegeheimen eine wichtige Bedeutung zu.

Aber nicht nur wegen der positiven Unterstützung eines regelmäßigen Tag-/Nachtrhythmus ist der Einsatz von tageslichtähnlichem Kunstlicht in der therapeutischen Pflege sinnvoll, sondern auch wegen seiner antidepressiven Wirkung. Jahreszeitliche Depressionen und Altersdepressionen können so positiv beeinflusst werden. Diese antidepressive Wirkung des Sonnenlichtes bzw. des kurzwelligen tageslichtähnlichen Kunstlichtes macht man sich auch zur Steigerung der Wachheit, Vitalität und Konzentration eines Menschen zunutze, so unterstützt und verstärkt man die Wirkung vieler anderer Therapien und Aktivitäten im Tagesverlauf.

Im Alter haben Menschen einen erhöhten Lichtbedarf. Je älter wir werden, umso nachhaltiger wirkt sich ein Lichtmangel durch die Störung unseres Timingsystems/der biologischen Uhr auf unsere Gesundheit aus, wir können die Folgen schlechter kompensieren als jüngere Menschen. Fachliche Details zum wirksamen Einsatz von Lichttherapie in der Pflege älterer Menschen finden wir in den Arbeiten von Michael Brach und Kollegen. Deren Untersuchungen im Haus Ruhrgarten haben dieses Thema entscheidend vorangebracht (vgl. Brach et al., 2004a; 2004b).

Man rechnet heute, dass ein älterer Mensch 1.500 bis 1.800 Lux als Beleuchtung mit kurzwelligem Licht benötigt, um aktiviert in der Tageswachheit anzukommen. Mithilfe digitaler Technik können wir Gemeinschaftsräume oder Räume, in denen dauerhaft Bettlägerige leben, beleuchtungstechnisch in einem gewünschten Tages-

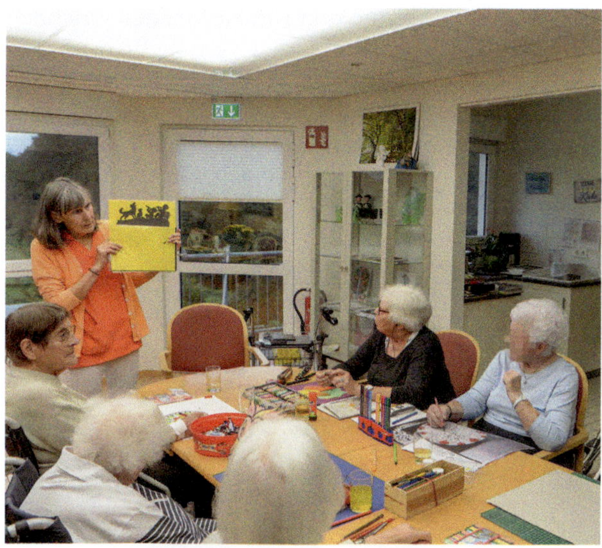

Abb. 29: Lichttherapie für Aufmerksamkeit und Konzentration (Foto: Walter Schernstein)

rhythmus vorprogrammieren. Eine solche Beleuchtung kann man bei Neubauten durch geeignete Lichtschächte mit klarer Verglasung und großflächigen Fensterflächen an Sonnentagen bewirken. Für die etwas getrübtere Jahres- und Tageszeit und bei vorgegebener Bausubstanz empfiehlt es sich, Lichtdecken mit tagesähnlichem Kunstlicht einbauen zu lassen. Die Kosten hierfür sind heute leider noch nicht refinanzierbar, dies gilt es angesichts der eindeutigen wissenschaftlichen Erkenntnislage dringend zu ändern. Bis die Finanzierungsvoraussetzungen geändert sind, können Sponsoren oder ein Förderverein helfen und eine wirklich sehr sinnvolle Investition tätigen (► Kap. 4.15).

4.10.7 Milieutherapie: Beispiel der familienähnlichen Kleingruppe für demenziell veränderte Bewohner

Dieser milieutherapeutische Ansatz richtet sich an die Zielgruppe der Menschen mit fortschreitender bzw. fortgeschrittener Demenz innerhalb der stationären Kurzzeit- und Langzeitpflege. Die Gruppen sind in der Regel bis zu sechs Personen stark und verbringen den Tag überwiegend gemeinsam. Sie sind sozusagen eine kleine WG innerhalb der stationären Pflegeeinrichtung. Je nach demenzieller Entwicklung und persönlichen Bedürfnissen oder Entwicklung von Gruppenprozessen kann im Einzelfall die Kleingruppe auch gewechselt werden. Diese familienähnlichen Kleingruppen nehmen gemeinsam die Mahlzeiten ein und verbringen als ganze Gruppe oder auch nochmals unterteilt in Kleinstgruppen gemeinsam gestaltete Aktivitäten wie kochen, backen, handwerken, Spaziergänge, sportliche Aktivitäten, Gedächtnistraining, Musik hören, musizieren und so weiter. Wohnlich und überschaubar gestaltete Räumlichkeiten, vertraute Gesichter im Teilnehmerkreis und beim Betreuungspersonal, gewohnte Abläufe und Rituale schaffen Orientierung, schenken Geborgenheit und geben Sicherheit.

Das alltägliche Familienleben dient als Vorbild für Raum- und Tagesgestaltung. Die Biografiearbeit hilft bei der räumlichen wie der tagesstrukturellen Detailplanung. Gemeinschaftsräume wie persönliche Apartments und dazwischenliegende Flurbereiche werden mit Bildern, Gegenständen und Symbolen gestaltet, die im persönlichen Leben der Betreuten eine wichtige Rolle gespielt haben.

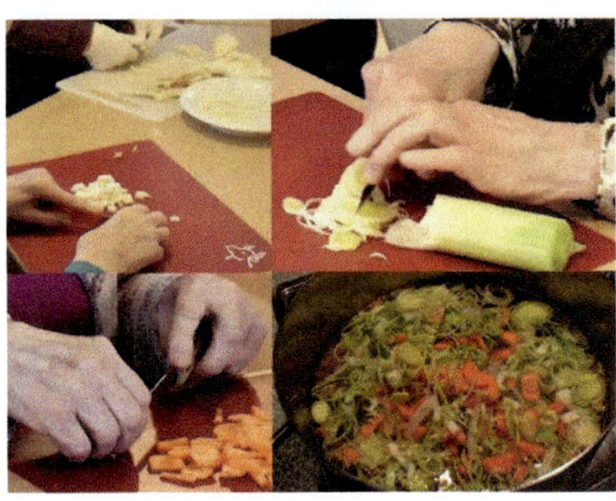

Abb. 30: Gemeinsames Kochen als Biografiearbeit (Foto: Ev. Altenhilfe)

Wechselnde Hintergrundmusik mit – soweit bekannt – bevorzugten Musikrichtungen, aber auch einzelne Titel aus Operette, Klassik, Schlager, Karneval etc. erinnern die Gruppenmitglieder an Erlebtes und wecken Emotionen. Solche Erinnerungen bieten Anknüpfungspunkte für Gespräche, so werden Vorlieben und Aktivitäten entdeckt und entwickelt.

»Zuwendung und Alltagsnormalität statt Pillen« heißt das Leitmotiv der rehabilitativen Pflege in den familienähnlichen Kleingruppen. In der Atmosphäre der Geborgenheit überschaubarer Strukturen und bekannter Gesichter, vertrauter Umgebung und wohltuend erinnernder Musik lassen sich Psychopharmaka und Sedativa leichter reduzieren und noch vorhandene Ressourcen einfacher entdecken und aktivieren. So wird nicht selten auch die Mobilisierung fortgeschritten demenziell veränderter Menschen durch Milieutherapie wieder möglich. Gehen und Stehen werden stabilisiert, Essen trainiert und soziale Interaktionen initiiert.

Wenn das soziale Umfeld in der eigenen Häuslichkeit tragfähig genug ist, können auf diese Weise selbst Menschen mit fortgeschrittener Demenz aufgrund der Stabilisierung von Mobilität und grundlegender Alltagskompetenz, wie die Bereitschaft zur Mitwirkung beim Essen, Trinken, den Toilettengängen und dem An- und Auskleiden, wieder nach Hause entlassen werden. Aber auch der regelmäßige Besuch einer Tagespflegeeinrichtung, die therapeutisch-rehabilitativ arbeitet, kann das Leben in der eigenen Häuslichkeit sehr gut flankieren und stabilisieren.

Therapeutisch rehabilitative Pflege kann also signifikant helfen, dass der Betroffene länger im gewohnten sozialen Umfeld integriert bleiben kann. Das gilt auch für Menschen mit Demenz: Ein Großteil von ihnen wird zuhause gepflegt, mit oft gewaltigen Herausforderungen für die Angehörigen. Für diese Lebenssituation gibt es mittlerweile Unterstützungsangebote und Informationsquellen, die jede Menge Hilfestellung bieten. Beispielhaft sei die Deutsche Alzheimer Gesellschaft genannt, die speziell für die Pflege zuhause Materialien bereithält (Deutsche Alzheimer Gesellschaft, 2022) und in Ortsgruppen Beratung und Betreuung bietet.

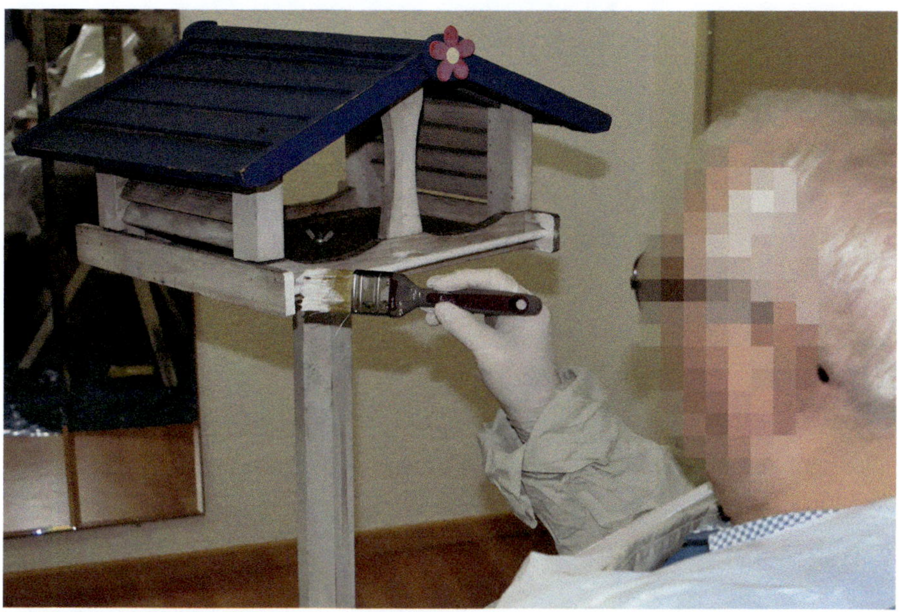

Abb. 31: Zur rehabilitativen Pflege gehört auch, an Neigungen und Fähigkeiten eines Menschen orientierte Beschäftigungen zu finden. (Foto: Ev. Altenhilfe)

Aber auch wenn entsprechende stabile Rahmenbedingungen zu Hause nicht mehr realisierbar sind und ein dementer Mensch in der Langzeitpflege verbleibt, ist seine Lebensqualität durch rehabilitative Pflege emotional, sozial und durch gesteigerte Alltagskompetenz deutlich verbessert. Es ist heute Standardwissen, dass die Milieutherapie, die biografisch orientierte optische und akustische Umfeldgestaltung, oft sogar inklusive der Aktivierung von Geruchs- und Tastsinn, zur Unterstützung der Ergotherapie und der sozialen Betreuung sehr erfolgreich eingesetzt werden.

Es fehlt nicht an Wissen und Kompetenz, sondern an Zeit und Ressourcen in der Langzeitpflege. Wie bei der therapeutischen Pflege insgesamt, so gilt auch für die Milieutherapie: Der Aufwand lohnt sich! Er zahlt sich aus, weil bessere Reha-Ergebnisse erzielt werden und Menschen wieder ins Leben finden. Aber es zahlt sich auch in Euro und Cent für Kassen und Sozialhilfeträger aus, weil Menschen nach erfolgreicher Reha weniger Gesundheits- und Heimkosten verursachen.

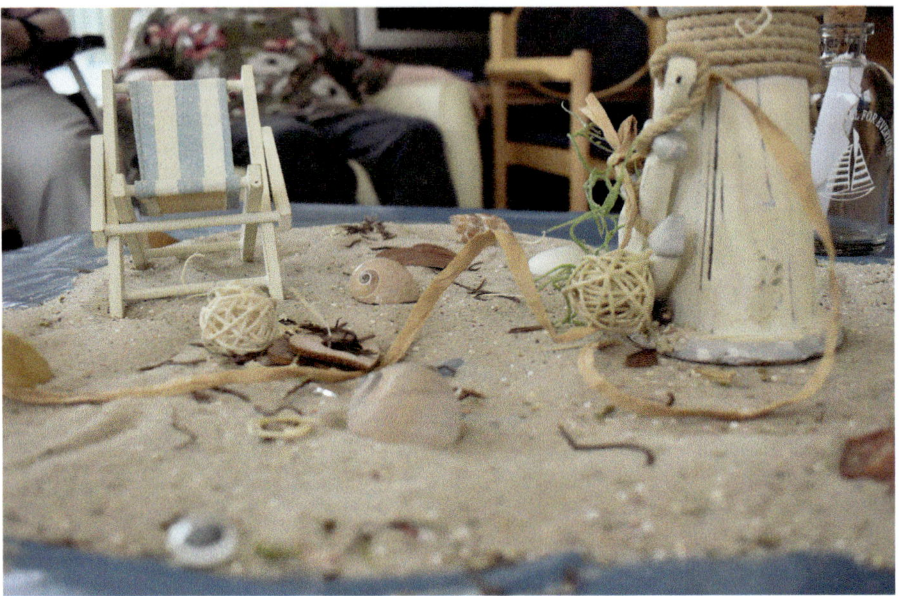

Abb. 32: Biografiearbeit in der sozialen Betreuung (Foto: Ev. Altenhilfe)

4.10.8 Logopädie und weitere Therapien

Die bisher beschriebenen Therapien, die sich notwendig und vorrangig für den Einsatz in der therapeutischen Pflege anbieten, sind keine abschließende Aufzählung. Je nach Einschränkung oder Erkrankung eines Menschen ist jede Therapie, die eine erkennbare Verbesserung der Lebenssituation, eine Steigerung der Lebensfreude und/oder eine stabile Teilhabe am Leben ermöglicht, auch in höherem Lebensalter sinnvoll.

Logopädie beispielsweise wird heute in der Regel nach Schlaganfall, Parkinson oder nach Hirnblutungen auch bei Menschen in der Langzeitpflege problemlos verordnet und sehr sinnvoll eingesetzt. Es gilt das Sprechen neu zu lernen und Wortfindungsstörungen oder Sprechstörungen zu therapieren. Im Umgang mit älteren Menschen zeigt sich ebenfalls, dass Logopädie auch zur Verbesserung einer möglichst aspirationsfreien Schluckfähigkeit sehr sinnvoll ist. Gerade bei Menschen mit einer Demenz kommt es im Verlauf der Krankheit häufig zu Schluckstörungen, die eine frühzeitig einsetzende Logopädie abmildern kann. Auch für Menschen im Rollstuhl kann Logopädie sehr sinnvoll sein, um die Atmung und das Sprechen zu trainieren.

4.10.9 Psychotherapie

Verordnungen zur Psychotherapie sind in der stationären Kurzzeit- und Langzeitpflege eher selten anzutreffen. Das hat sicherlich mehrere Gründe:

- Bei Eintritt der Pflegebedürftigkeit liegt der Fokus der Handelnden häufig auf der Kompensation der körperlichen Defizite. Bestenfalls stehen kognitive Defizite, die zu herausforderndem Verhalten führen, noch im Mittelpunkt der Aufmerksamkeit. Die Frage nach den seelischen Ursachen oder Folgen körperlicher oder kognitiver Defizite wird zu selten gestellt.
- Kapazitätsfragen sind handlungsleitend, selbst wenn die Notwendigkeit einer psychotherapeutischen Behandlung erkannt und diese verordnet würde: Welche Therapeuten oder Fachärzte haben die freien Kapazitäten, um regelmäßig ins Pflegeheim oder zu Hausbesuchen zu kommen, wenn entsprechende Mobilität der Patienten nicht mehr gegeben ist? Außerdem sind für die jüngeren Jahrgänge die Wartezeiten auf eine Behandlung schon exorbitant hoch.
- Finden wir beim hochaltrigen, pflegebedürftigen Menschen überhaupt die Bereitschaft, die Compliance, sich auf eine psychotherapeutische Behandlung einzulassen? Ganz sicher hat psychotherapeutisches Handeln in der Gerontopsychiatrie aufgrund der Zusammenhänge von Multimorbidität, mentalen Veränderungen und verlorenem Lebensmut andere Schwerpunkte und Verläufe als in der Behandlung anderer Zielgruppen. Es braucht also auch speziell für die Gerontopsychiatrie geschulte Fachkräfte.

Trotz der geschilderten Hürden zeigt die Erfahrung, dass der Einsatz von Psychotherapie in der therapeutischen Pflege rehabilitative Prozesse nachhaltig unterstützt und teilweise sogar erst ermöglicht. Die Psychotherapie ist oftmals das einzige Mittel, einem Menschen den Glauben an sich selbst wiederzugeben, um eine schwere und scheinbar unüberbrückbare Lebenskrise aufzulösen.

Hierzu ein Fallbeispiel von Herrn Schaffert, Facharzt für Psychiatrie und Psychotherapie, der mit dem Schwerpunkt Gerontopsychiatrie jahrzehntelang Pflegeeinrichtungen begleitet hat. Der Fall kann wegen der vielen Fakten und Details nur sehr vereinfacht wiedergegeben werden.

Fallbeispiel

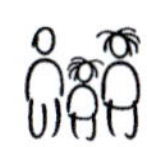

Eine Frau und Mutter, etwa Mitte 60, die schon seit geraumer Zeit in einer Pflegeeinrichtung in Mönchengladbach lebte, bekam ganz überraschend einen sehr ausführlichen und differenzierten Brief von ihrer ältesten Tochter, die ihren leiblichen Vater nach seinem Tod wegen schwerer Gewaltexzesse und fraglicher sexueller Übergriffe angezeigt hatte und vom Land eine Entschädigungsleistung nach dem Opferentschädigungsgesetz gefordert hatte.

Ganz offensichtlich war diese zurückliegende familiäre Tragödie der Auslöser für die schwere Depression der Mutter und deren Aufnahme in der genannten Pflegeeinrichtung. Da es der Mutter sehr schlecht ging, wurde eine Betreuung eingerichtet.

Der Brief der Tochter sprach ein längst überfälliges Thema an, das über Jahrzehnte hartnäckig verschwiegen wurde und die dunkle Seite dieser Familie ausgemacht hat. Zwischen Mutter und Tochter herrschte seit über elf Jahren eine absolute Funkstille. Mittlerweile ermittelte aber das Land in diesem Fall und eine unmittelbare Zeugenbefragung stand bevor. Die folgenden Wochen und Monate waren wahrscheinlich das Schlimmste, was die Mutter verkraften konnte, weil sie vor dem Scherbenhaufen ihres Lebens stand. Außerdem war ihre gesamte Familie darin verstrickt.

In dieser Situation wurde der Psychotherapeut hinzugezogen. In regelmäßigen psychotherapeutischen Gesprächen unter klinischen Bedingungen nahm die Geschichte ihre verheerende Gestalt an. Da die Tochter die Vorfälle in Sprache und Ausdruck sehr eloquent beschreiben konnte und die Ereignisse auch in tiefenpsychologischer Deutung schilderte, schrieb auch die Mutter nach langer Vorbereitung ihrer Tochter einen ehrlichen und offenen Brief, in der Hoffnung, sich ihre Sicht und Ohnmacht nach so langer Zeit von der Seele zu schreiben.

Es vergingen aber noch viele Monate und weitere Briefe, bis endlich die erlösende Nachricht kam, dass beide sich getroffen hätten und dass man nach endlosen 15 Jahren in Kontakt sei. Und diese Freudenbotschaft kam kurz vor dem Weihnachtsfest 2021 auch in Form eines Maxibriefes mit glücklichen Danksagungen und in überschäumenden Farben, die einen neuen Anfang verkündeten. Die Mutter hatte mittlerweile das Malen für sich entdeckt.

Aber was wäre ohne die Hilfe der Psychotherapie passiert? Diese Frage kann man auf die vielen verunglückten Lebensläufe übertragen, die es in unzähligen weiteren Familien gibt und die vielleicht erst am Lebensende relevant werden. Und die hohe depressive Quote an Menschen in Alteneinrichtungen spricht leider für die Annahme, dass man gerade in seiner letzten Lebensphase über sein Schicksal nachdenken möchte. Denn sonst endet das Leben vielleicht verbissen und voller Schuldgefühle!

In diesem Fallbeispiel war es gut, dass sich die Mutter in einer Einrichtung befand, die psychotherapeutisch erfahren war und deshalb den zugrundeliegenden Konflikt erkennen und die richtigen Schlüsse daraus ziehen konnte. Aber davon gibt es leider viel zu wenige!

Die therapeutische Pflege braucht die Psychotherapie in mindestens drei Feldern:

1. *Anamnesebasierte Einzeltherapie bei Pflegebedürftigen*:
   Depressive Verbitterungsstörungen verhindern oft den Zugang zu einem Menschen und das Finden des Motivationsschlüssels zur Compliance für therapeutisches Handeln. Angststörungen und Altersdepressionen bremsen gute Therapiestarts aus.
2. *Psychotherapeutisch begleitete Fallbesprechungen mit der Teilnahme von Angehörigen:*
   Familienangehörige können eine große Unterstützung beim Gelingen therapeutischer Pflege und rehabilitativer Fortschritte sein. Gerade sie brauchen als Kinder aber oft Hilfe, ihre neuen Rollen z. B. den hilflos erscheinenden, aber oft noch dominanten Eltern gegenüber zu finden. Angehörige können Therapieerfolge auch be- oder gar verhindern, wenn beispielsweise die Eingrenzung von Medikamentenabusus oder Fehlernährung von Angehörigen torpediert werden, weil sie so ihre eigenen Schuldgefühle kompensieren. Der Vater bekommt dann z. B. heimlich die Schlaftabletten und die vielen Süßigkeiten mitgebracht. Oder die Angst vor Überforderung steht im Raum und davor, dass die Mutter tat-

sächlich wieder nach Hause kommt. Und so sagt man ihr ständig, dass doch alles zu anstrengend sei.

3. *Psychotherapeutische Begleitung der professionellen Fallsupervisionen:* Herausforderndes Verhalten bei Pflegebedürftigen, Verbitterungsstörungen und Angststörungen führen auch bei Profis der Pflege, der sozialen Betreuung oder der Therapie zu Grenzerfahrungen, die aufgearbeitet werden müssen, um den Blick auf die eigenen Kräfte für nächste Handlungsschritte wiederzugewinnen.
Hier kann psychotherapeutische Fallsupervision helfen. Seelische Hintergründe im Verhalten von Pflegebedürftigen werden erklärt und ausgeleuchtet. Die eigene Professionalität wird reflektiert: Wie kann ich als Pflegekraft oder als Therapeut das Verhältnis von Nähe und Distanz zum Klienten ausgewogen gestalten? Wie kann ich mich in der sozialen Betreuung selber schützen und doch empathisch sein? Wie vermeiden wir als Profis, dass psychische Problemlagen der uns Anvertrauten durch Übertragung zur Überforderung werden und uns untereinander in eigene Konfliktsituationen stürzen? Psychotherapie als Begleitung in Fallbesprechungen kann fachlich beraten und supervidierend Gespräche der Mitarbeitenden moderieren.

Psychotherapie ist also eine Profession, die sehr komplexe Prozesse der therapeutischen Pflege hilfreich erklären, entspannen und befördern kann. Insoweit Psychotherapie für Fallsupervisionen oder Angehörigenarbeit beispielsweise nicht refinanzierbar ist, empfiehlt es sich, die Kosten unter Fort- und Weiterbildung oder über einen Förderverein zu finanzieren. Mitglieder in einem Förderverein für therapeutische rehabilitative Pflege müssen auch nicht ausschließlich durch Geld die Arbeit unterstützen. So hat der Autor z. B. gute Erfahrungen gemacht mit Mitgliedern, die als pensionierte Fachärzte und Fachtherapeuten die Arbeit aktiv durch ihre ehrenamtliche Mitarbeit unterstützt haben. Auch diese kreative Form kann in Zeiten unterversorgter Pflegelandschaft ein Weg sein, im Sinne einer guten Überbrückung, bis wir es sozialpolitisch zu besseren Ufern geschafft haben.

4.11 Dokumentation und Evaluation

Die therapeutische Pflege lebt mit dem bekannten Vierklang der Pflegeplanung: Informationssammlung/Anamnese, Zielplanung, Maßnahmenplanung und Evaluation.

In Deutschland sehen wir verschiedene Pflegedokumentationssysteme. Am weitesten verbreitet scheint derzeit die Pflegeplanung nach SIS (Systematische Informationssammlung) zu sein. Die überwiegende Zahl der Einrichtungen arbeitet heutzutage mit digital gestützter Pflegeplanung.

Nicht *mehr* dokumentieren, sondern verlässlich.

Das therapeutische Pflegekonzept kann grundsätzlich im Rahmen der jeweiligen vorhandenen Pflegeplanungssystematik ansetzen, gleich ob digital oder manuell. Wichtig sind jedoch *drei* Aspekte:

1. Die *Pflegedokumentation* muss von allen Beteiligten zeitnah, fachlich kompetent und in verabredetem Umfang vollständig gepflegt werden. Dabei sind alle Detailaussagen dieses Satzes gleich wichtig:
   a) *»von allen« und »vollständig«:*
   Wegen der engen Verzahnung der multiprofessionellen Zusammenarbeit müssen sich alle Akteure, ob intern oder extern mitarbeitend, gewissenhaft an der Dokumentation beteiligen. Die Informationen über eine Medikamentenänderung des Arztes ist dabei genauso wichtig wie die Beobachtungen der Pflege am Morgen im Bad, der sozialen Betreuung am Vormittag beim Gedächtnistraining oder der Ergotherapeutin beim Bobath-Training. Um Verläufe zu verstehen und erfolgreich Hand in Hand arbeiten zu können, braucht jeder Einzelne in der therapeutischen Pflege das vollständige Bild aller Akteure.
   Eine besondere Herausforderung stellt solche Dokumentation oft für extern ins Haus kommende Fachkräfte dar, wenn sie neben ihrer Praxisakte auch noch die Pflegedokumentation des Heims mit den Daten ihrer Patienten aktuell pflegen sollen. Hier kann Digitalisierung Arbeitserleichterung bieten. In jedem Fall gilt für alle Beteiligten: so wenig Dokumentation wie möglich, aber so viel wie nötig. Ausführliche Prosatexte und Wiederholungen sind zu vermeiden, sie kosten zu viel Zeit beim Schreiben und beim Lesen. Insbesondere sind Veränderungen zu dokumentieren und dies bitte in Stichworten.
   b) *»Zeitnah«:*
   Ein selbstverständlicher Aspekt, der in der Praxis des Alltagswahnsinns aber oft untergeht, ist dieser: Nur zeitnahe Informationen können auch zu zeitnahem, gemeinsam abgestimmtem Handeln führen.
   Ein Beispiel: Eintragung des Physiotherapeuten am 15.03. um 16:15 Uhr: *Frau P. konnte rechtes Knie durchdrücken und circa eine Minute sicher stehen.* Diese Information hat für die Gestaltung der Abendpflege beim Auskleiden und dem Toilettengang bereits wichtige Auswirkungen, ebenso bei der Gestaltung der Toilettengänge in der Nacht, der Transfers am folgenden Morgen und der Gestaltung der sportlichen Kleingruppe mit Musik am folgenden Vormittag mit der sozialen Betreuung und der Motopädie. Therapiefortschritte werden also durch zeitnahe Information von allen Beteiligten ebenso zeitnah aufgegriffen und in ihrem eigenen Handeln umgesetzt.
   Neben der schriftlichen Kurzdokumentation (Stichworte!) ist die persönliche Informationsweitergabe, das sogenannte Minikonsil von dreißig Sekunden oder einer Minute auf dem Flur im Sinne einer Staffelübergabe, sehr hilfreich. In unserem kleinen Beispiel teilt der Physiotherapeut seine Beobachtung der

Pflegefachkraft »im Vorübergehen« mit, wenn er Frau P. ins Zimmer zurückbringt und auf dem Weg zu seiner nächsten Patientin ist. Im günstigsten Fall zeigt er der Kollegin auch noch dabei, wie er die bestmögliche Transferunterstützung gestalten würde. Die Pflegekraft gibt diese Info in der Schichtübergabe weiter und verweist auf die schriftliche Dokumentation. Diese Kombination aus schriftlicher Stichwortdokumentation und einem Minutenkonsil auf dem Flur schafft zeitnahe Informationsweitergabe und steigert so die Effektivität der Therapie von Frau P.

c) »*Fachlich kompetent*«:
Solche Kompetenz misst sich nicht in möglichst vielen Fremdwörtern und komplizierten Schachtelsätzen, sondern in einer für alle beteiligten Professionen gemeinsam verständlichen Fachsprache, Voraussetzung ist die fachlich präzise Beobachtung am Patienten. Diese Kommunikation wird im Alltag durch die vielen Begegnungen zwischen Pflege, Therapie, sozialer Betreuung sowie ärztlichem Dienst eingeübt und lässt alle super voneinander lernen.

2. Der Sinn von *Evaluation* als permanente selbstkritische Reflexion muss von allen Akteuren verstanden werden:
   a) Sind wir auf dem richtigen Weg mit unseren Maßnahmenplanungen?
   b) Steht der Bewohner/Patient im Zentrum des Geschehens und gibt den Takt vor?
   c) Stimmt das Verhältnis des Förderns und Forderns?
   d) Haben wir wirklich das wichtigste Problem erkannt und begonnen, es zu bearbeiten?
   e) Gibt es Fortschritte?

   Es geht nicht um das berühmte und oft als lästig empfundene Häkchen machen, sondern um große Sorgfalt und Präzision in der schlichten Beschreibung von Veränderungen und Beobachtungen. Diese Beschreibungen können sehr einfach, aber konkret formuliert sein, sodass Mitakteure daraus richtige Schlüsse für ihr Handeln ableiten können. Beispiel: »Frau M. kann nach zwei Wochen Ergotherapie ihre rechte Hand wieder selbstständig zum Mund führen.« ist eindeutig besser formuliert als: »Frau M. hat sich in der Feinmotorik ihrer oberen Extremitäten verbessert.«
3. Die klassische Dokumentation braucht eine Ergänzung durch ein Dokument »*Therapieplan*«. Die Ergebnisse der unterschiedlichen Konsile (▶ Kap. 4.5) werden in diesem Therapieplan und in den übrigen Dokumenten der Pflegedokumentation festgehalten. Der Therapieplan sollte aus zwei Elementen bestehen: Zum einen ist er ein Dokument in der Pflegedokumentation und enthält Angaben zu Diagnosen, Zielen, Maßnahmen, beteiligten Akteuren und Evaluationen. Ein zweiter Teil dieses Therapieplans befindet sich im Bewohner-/Gästezimmer und hat den Charakter eines Wochenplans mit Angaben zu Wochentagen, Uhrzeiten und besuchenden Therapeuten. Dies dient der Orientierung und Motivation für orientierte Bewohner, Gäste sowie Angehörige. Alle Beteiligten wissen, dass tagesformabhängig von diesen Plänen flexibel abgewichen werden kann. Trotz notwendiger Planung bleibt der pflegebedürftige Mensch Taktgeber in der rehabilitativen Pflege und damit auch in seinem Therapieplan.

4.12 Fort- und Weiterbildungen

In allen Fachberufen sind Fort- und Weiterbildungen heute verpflichtender Standard, gleichermaßen für Arbeitgeber wie für Arbeitnehmer, damit Dienstleistungen professionell auf der Höhe der Zeit bleiben und Mitarbeitende sich persönlich und beruflich weiterentwickeln können.

In der therapeutischen Pflege ist ein Fort- und Weiterbildungskonzept so anzulegen, dass die unterschiedlichen Professionen in ihrem Lernen voneinander und in der Zusammenarbeit miteinander gefördert werden. So ist es z. B. sehr sinnvoll, in Inhouse-Schulungen Pflegekräften, Mitarbeitenden der sozialen Betreuung und vereinzelt auch der Hauswirtschaft ein Überblickswissen zu Möglichkeiten des therapeutischen Handelns in der Mobilisierung der Ergotherapie, der Kunst- und Musikgeragogik oder der Logopädie zu vermitteln. Andererseits sind regelmäßige Inputs zu Fragen der Pflege und des herausfordernden Verhaltens im Kreise der Fachtherapeuten wertvolle Investitionen. So können die einen Berufsgruppen die anderen besser verstehen und die eigene Arbeit am Menschen ganzheitlicher ausrichten.

Auch treffen wir immer wieder Menschen in der Pflege, die sich aufgrund ihrer Begabungen und Neigungen mithilfe einer beruflichen Weiterbildung sehr gut zu einer therapeutischen Fachkraft entwickeln können. So bleibt der altersspezifischen Pflege manche wertvolle Mitarbeiterin mit Herz und Sachverstand erhalten, die aus körperlichen und gesundheitlichen Gründen sonst wechseln müsste. Therapeutische Fachkräfte mit eigener pflegerischer Berufserfahrung sind sehr wertvolle Kommunikatoren in der therapeutischen Pflege und besonders ganzheitlich ausgerichtet in ihrem professionellen Handeln.

4.13 Die Rolle der Angehörigen

Wir wissen seit Langem in der Pflege und der Begleitung älterer Menschen, wie wichtig die Angehörigen für die Biografiearbeit und in der Begleitung und Unterstützung des alltäglichen Lebens im Pflegeheim sind. Sie sind häufig die Familie und engsten Bezugspersonen, die einem Menschen geblieben sind. Je vertrauensvoller Angehörige in der Unterstützung ihrer Lieben mit dem Pflegeheim zusammenarbeiten, umso besser kann das Pflegeheim seine neuen Gäste und Bewohner verstehen und sie fachlich optimal betreuen.

Dies gilt in der therapeutischen Pflege im besonderen Maße. Es sind oft die Angehörigen, die entscheidende Hinweise für den Schlüssel zur Motivation eines Menschen, bei der Therapie mitmachen zu wollen, geben können. Manchmal begleiten Angehörige gerade die ersten, oft mühevollen Therapieschritte nach Sturz oder Krankenhausaufenthalt. Der Ehepartner oder die Enkelkinder können eine starke Motivation sein, noch mal auf die Beine kommen zu wollen. Und manchmal kann das rehabilitativ arbeitende Pflegeheim zusammen mit den Angehörigen Übergangsphasen zwischen Heim und Zuhause gestalten, wie z. B. begleitetes Probewohnen. Mit den Angehörigen wird gemeinsam geplant, wie bei Langzeitaufenthalten die Familie im Pflegeheim integriert und Leben innerhalb und außerhalb des Heimes gemeinsam gestaltet werden kann. Dabei sind natürlich auch immer Absprachen mit Blick auf die Fortsetzung begonnener Therapien zu treffen. Angehörige unterstützen im besten Fall Wege der Mobilisierung, der Selbstversorgung, der Orientierung und der psychischen Stabilisierung eines Menschen – ebenso wie die verschiedenen Profis im Heim.

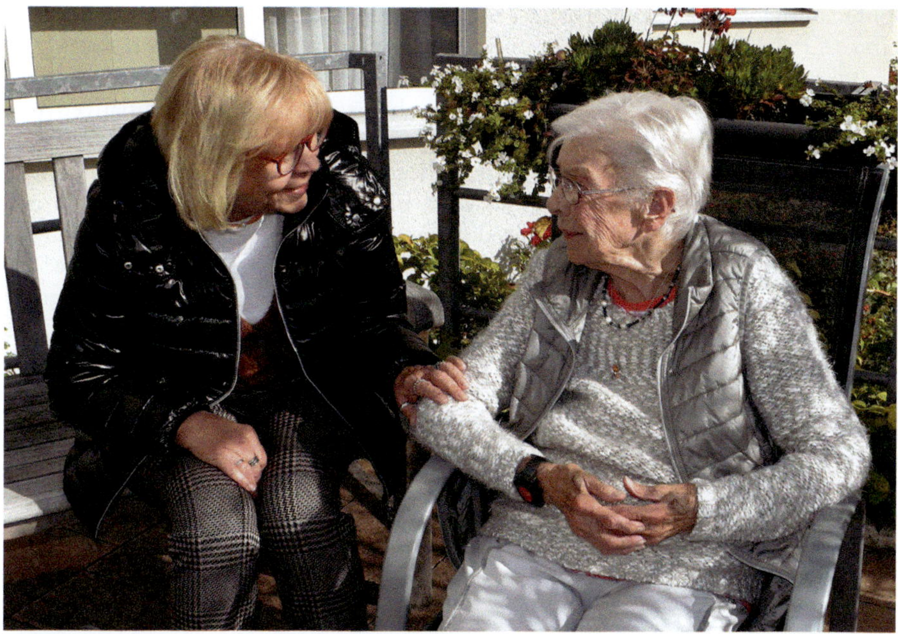

Abb. 33: Angehörige sind häufig die wichtigsten Bezugspersonen für Bewohner (Foto: Ev. Altenhilfe)

Manchmal sind Angehörige aber auch ein Hindernis auf dem Weg therapeutischer Pflege. Wenn beispielsweise pflegende Ehepartner oder Kinder aus eigener Überforderung eine Rückkehr ihrer Angehörigen aus dem Pflegeheim gar nicht wollen, ist eine gemeinsame Zielfindung schwierig. Aber auch im umgekehrten Fall können überzogene Erwartungen die Kräfte und Möglichkeiten eines Pflegebedürftigen behindern, wenn sich Überforderung und Resignation einschleichen. Und manchmal haben nächste Angehörige auch eine andere Vorstellung von Medikamentierung oder Ernährung als die professionellen Akteure. Wenn dann eine klärende Kommunikation nicht möglich ist, kommt es zu Parallelstrukturen, wie z. B. nicht ärztlich kontrollierte Medikamente oder schädliche Nahrungsmittel, die heimlich mitgebracht werden.

Die kleinschrittige Begleitung und Einbeziehung der nächsten Angehörigen kosten Zeit und Energie, es zahlt sich aber in jedem Fall für den Erfolg der therapeutischen Pflege aus.

4.14 Die Rolle der Ehrenamtlichen

Ehrenamtliches Engagement findet in unseren Pflegeheimen sehr unterschiedlich und sehr vielfältig statt. Es gibt die verbandsmäßig organisierten Gruppen, wie z. B. die der Grünen Damen und Herren. Es gibt kirchliche, karitative und nachbarschaftliche Besuchergruppen. Wir kennen aber auch viele Einzelinitiativen und Einzelpersonen, die regelmäßig oder unregelmäßig Kontakte zu Menschen in Pflegeheimen halten und so die Welt der Pflegebedürftigen mit der Welt außerhalb des Pflegeheims hilfreich verbinden. Viele Ehrenamtliche sind durch ihren persönlichen Besuchsdienst in konkrete Aktivitäten der regelmäßigen Betreuungsarbeit eingebunden, wie z. B. singen, vorlesen, backen, spazieren gehen, werken etc. Die engagierten Ehrenamtlichen unserer Gesellschaft sind auch in den Pflegeeinrichtungen ein unbezahlbarer Schatz.

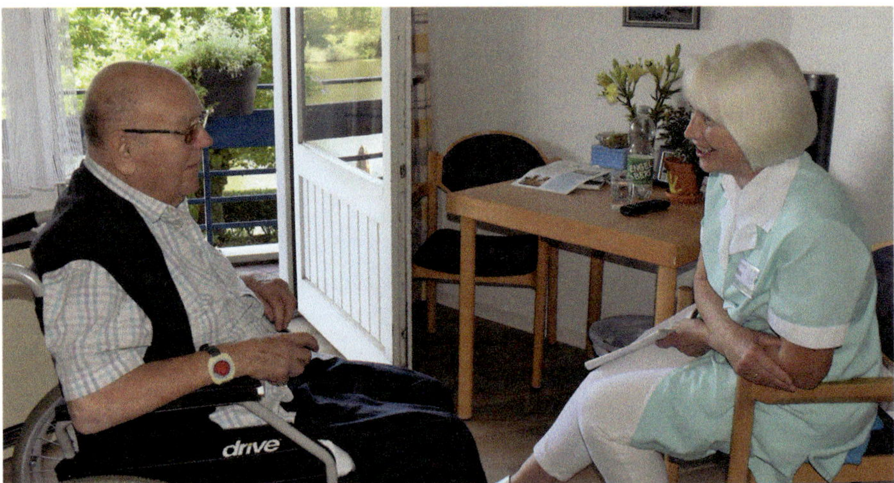

Abb. 34: Zeit und Zuwendung als Geschenk – für alle ungemein wertvoll (Foto: Ev. Altenhilfe)

Die therapeutische Pflege sollte ihre Ehrenamtlichen regelmäßig über ihr Tun informieren. Dies kann in Zusammenkünften bei Kaffee und Kuchen im Rahmen reflektierender Austauschrunden geschehen. Bei diesen Informationen geht es darum, beispielhaft einzelne Möglichkeiten therapeutischer Pflege zu erklären. Die Ehrenamtlichen kennen einzelne Bewohner und Gäste und verbinden so mit Fallbeispielen auch konkrete Bilder. Je mehr ehrenamtlich Mitarbeitende die Zusammenhänge therapeutischer Pflege verstehen, desto besser können sie mit ihrem Besuch den Gesamtprozess in der Einrichtung unterstützen und fühlen sich als wahrgenommenes und wichtiges Mitglied des Ganzen.

Der Autor hat gute Erfahrungen damit gemacht, neben den Austauschrunden mit Ehrenamtlichen auch konkrete Fortbildungseinheiten aus dem Umfeld therapeutischer Pflege von circa einer Stunde mehrmals im Jahr anzubieten. Die Ehrenamtlichen können sich die Themen wählen. Pflegedienstleitung, Pflegefachkräfte oder Therapeuten der Einrichtung sind dann abwechselnd die Referentinnen und Referenten und anschließend Gesprächspartner solcher kleinen Fortbildungen.

4.15 Die Rolle eines Fördervereins

Ist das nicht beschämend, wenn wir in einem so reichen Land wie der Bundesrepublik Deutschland für Lebensäußerungen der Daseinsfürsorge wie Kindergärten, Schulen und Pflegeheime über einen Förderverein nachdenken müssen, um fachlich angemessen arbeiten zu können? Ja, das ist so. Und wir müssen als Gesellschaft auch offen und laut darüber diskutieren.

Aber parallel zu dieser notwendigen gesellschaftlichen Diskussion müssen wir als Bürgerschaft und Fachleute handeln und die Zukunft entwickeln. Vieles von dem, was wir heute als selbstverständliche Standards in unseren Versorgungssystemen erleben, wurde in Pionierarbeit und mit Hilfe bürgerschaftlichen Engagements entwickelt und erprobt. So verstanden kann ein Förderverein für therapeutisch rehabilitative Pflege als nachhaltige Unterstützung für innovative Pflege in einer sich demografisch stark verändernden Gesellschaft wirken und zukunftsweisende Versorgungsmodelle mitentwickeln helfen, die vielleicht morgen refinanzierter Standard unserer Sozialsysteme sind.

Wie kann diese Entwicklungs-Hilfe eines Fördervereins nun konkret aussehen?

- Zunächst denken alle an Geld. Ein Förderverein sammelt Spenden, um damit Hilfsmittel und Personalkosten für therapeutische Pflege zu bezahlen, die in den heute refinanzierbaren Kosten der Kranken- und Pflegekassen nicht vorgesehen sind. Dazu gehören z. B. Hilfsmittel der Ergotherapie, der Musikgeragogik, der Kunstgeragogik oder auch Hilfsmittel in der Pflege, die hauptsächlich der Schmerzentlastung der Pflegebedürftigen dienen, damit z. B. Mobilitätstraining im Bett überhaupt möglich wird. Finanzielle Unterstützung wird aber auch für die Personalkosten notwendig: mehr Personal in der Pflege, damit diese therapeutisch arbeiten kann. Dazu zählen Therapeutenstunden, die heute (noch) nicht über die Krankenkasse refinanzierbar sind, wie z. B. Motopädie/Motopädagogik, Musikgeragogik, Kunstgeragogik sowie Teile der Ergotherapie, die aber für erfolgreiche Therapie im Pflegeheim unverzichtbar sind.

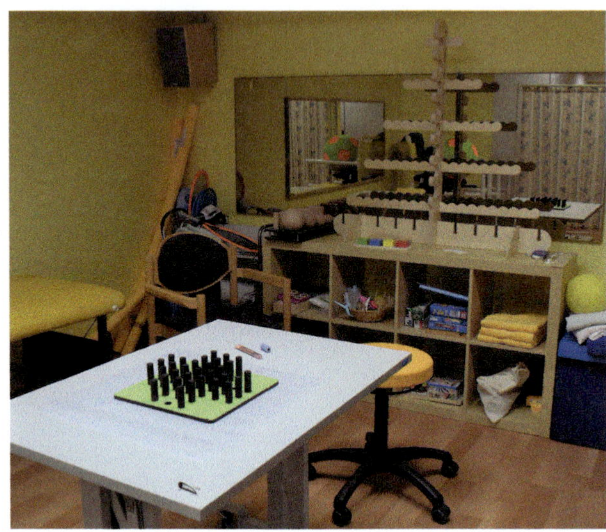

Abb. 35: Materialien für die Ergotherapie, finanziert vom Förderverein (Foto: Ev. Altenhilfe)

- Dankbar weiß der Autor aber auch von ehrenamtlicher Mitarbeit einiger Förderkreismitglieder als Arzt und Ärztin, Therapeutin und Therapeut, Seelsorger, Politiker und Verwaltungsfachkraft zu berichten. Die einen unterstützen mit ihrer Fachkompetenz den direkten Dienst am Menschen in der therapeutischen Pflege, andere bringen ihre Expertise und ihr Netzwerk im Management des Fördervereins, der Öffentlichkeitsarbeit oder der Vernetzung der Einrichtung im Quartier ein. Dieses Know-how, das Menschen als Förderkreis ehrenamtlich einbringen, wenn sie sich aus Überzeugung engagieren, ist mindestens so viel wert wie Spendengelder.
- Der Förderverein kann Träger interessant und vielfältig gestalteter Angebote der Erwachsenenbildung sein, zu medizinischen, sozialen oder juristischen Themen im Umfeld von Gesundheit und Pflege. Finden solche Veranstaltungen im Pflegeheim statt, sind sie Dienstleistung im Quartier und zugleich Öffentlichkeitsarbeit für die therapeutische Pflege. Das Pflegeheim wird zum Begegnungsort unterschiedlicher Menschen aus dem Umfeld und Teil des öffentlichen Lebens im Quartier.
- Ein solcher Förderverein, der bewusst Netzwerk- und Öffentlichkeitsarbeit betreibt, fördert die Teilhabe der therapeutischen Pflege am gesellschaftlichen Bewusstseins- und Meinungsbildungsprozess zu den Themen Altwerden, Pflegebedürftigkeit, Pflegenotstand, Demografiewandel und Zukunft von Rehabilitation in der Pflege. Die positiven Erfahrungen therapeutischer Pflege in Pflegeheimen werden von den Akteuren und Mitgliedern des Fördervereins in ihrem Umfeld kommuniziert. Man spricht mit Bekannten und Kollegen, Nachbarn und Freunden darüber. So bekommen die öffentliche Wahrnehmung und Diskussion im Quartier und in der Kommune wertvolle Impulse, die sozialpolitisch genutzt werden können.

Ein Förderverein für therapeutische Pflege kann also viel mehr bewegen als nur Geld sammeln und verteilen – auch wenn die finanzielle Unterstützung schon ein wesentlicher Bestand seiner Arbeit ist (Emons, 2021b, Kultur der Freundschaft).

5 Wer sind Gewinner der therapeutischen Pflege mit rehabilitativen Anteilen?

Fachlich korrekt umgesetzt und nachhaltig finanziert wird die therapeutische Pflege für alle Beteiligten zu einer Win-Win-Lösung.

5.1 Der Benefit für die Pflegebedürftigen

Zuallererst ist der Benefit für die Betroffenen selber zu beschreiben. Ältere Menschen, die durch Unfall, Schicksalsschläge, akute oder chronische Erkrankungen, Altersschwäche oder einer Kombination aus verschiedenen dieser Faktoren pflegebedürftig und unselbstständiger geworden sind, bekommen eine reale Chance auf Besserung ihrer Lebenssituation. Im besten Fall wird nach stationärer Pflege mit Reha-Elementen eine Rückkehr in die Selbstständigkeit des eigenen Wohnumfeldes wieder möglich. Mindestens aber werden Alltagskompetenzen gestärkt oder neu zurückgewonnen.

Ein schönes Beispiel ist die Parkinsongruppe. Menschen mit Parkinson können mit kontinuierlicher therapeutischer Arbeit viele Kompetenzen wiedergewinnen bzw. erhalten. Die Ergotherapeutin erlebt immer wieder, dass in der Gruppe die Motivation noch verstärkt werden kann. Der Spaß in der Gemeinschaft, aber auch ein bisschen Ehrgeiz, führen bei den Teilnehmerinnen und Teilnehmern zu guten Erfolgen.

Als Frau S. in das Pflegeheim kam, war sie sehr schwach, konnte gar nicht mehr laufen, hatte den höchsten Pflegegrad. Dank kontinuierlicher Physiotherapie, engagierter Pflege und weiteren Therapien für die Lebenszufriedenheit kann sie heute wieder am Rollator laufen und fährt mit dem E-Rollstuhl selbständig zum Einkaufen.

Nach einigen Stürzen, Operationen und einem Aufenthalt in einer anderen Pflegeeinrichtung kam Frau F. in die Ev. Altenhilfe an der Ruhr gGmbH. Sofort begannen Physio- und Ergotherapie im Bett. Langsam arbeitete sich Frau F. zurück ins Leben und vor allem in die Gemeinschaft. Heute ist ihre Perspektive, wieder in die eigene Häuslichkeit zurück zu ziehen.

Eine Woche lang hat die Süddeutsche Zeitung die therapeutische Pflege vor Ort begleitet und mit Betroffenen sowie Akteuren gesprochen. Das Ergebnis in Wort und Bildern vermittelt einen authentischen Eindruck davon, wie es aussehen kann,

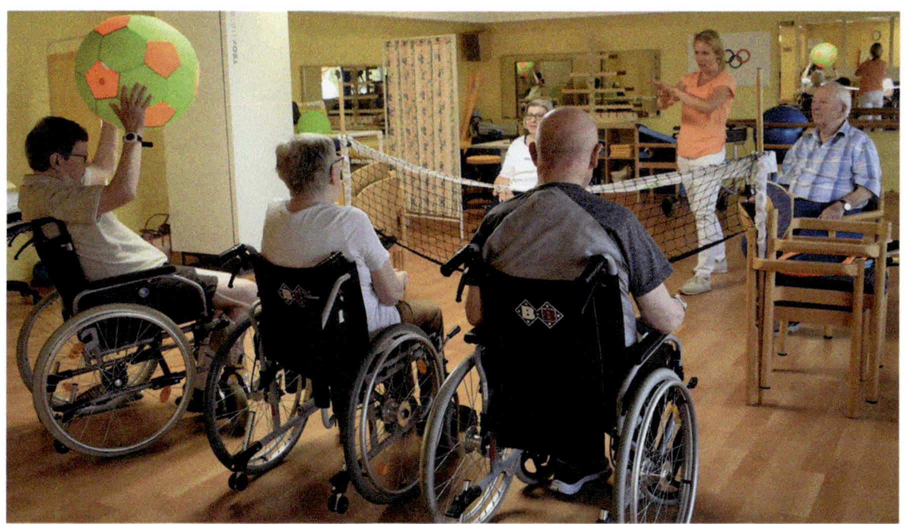

Abb. 36: In der Parkinsongruppe verbinden sich rehabilitatives Training und Spaß in der Gruppe (Foto: Ev. Altenhilfe)

wenn der Mensch und seine Lebensperspektive im Pflegeheim im Mittelpunkt stehen (Schmitz, 2022).

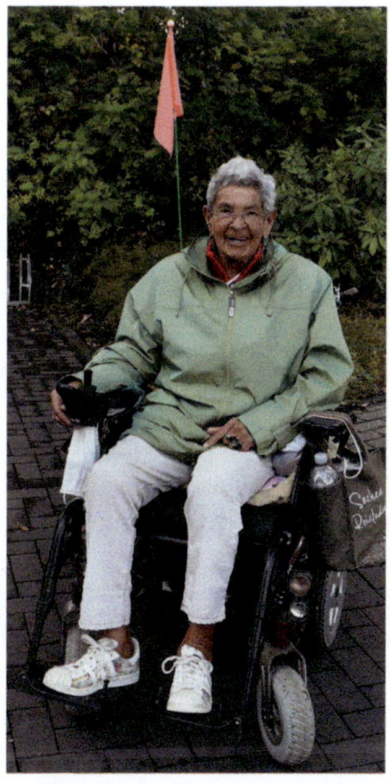

Abb. 37: Nach langer Bettlägerigkeit heute wieder autonom und unternehmenslustig, mit 6.000 km im E-Rolli pro Jahr (Foto: Ev. Altenhilfe)

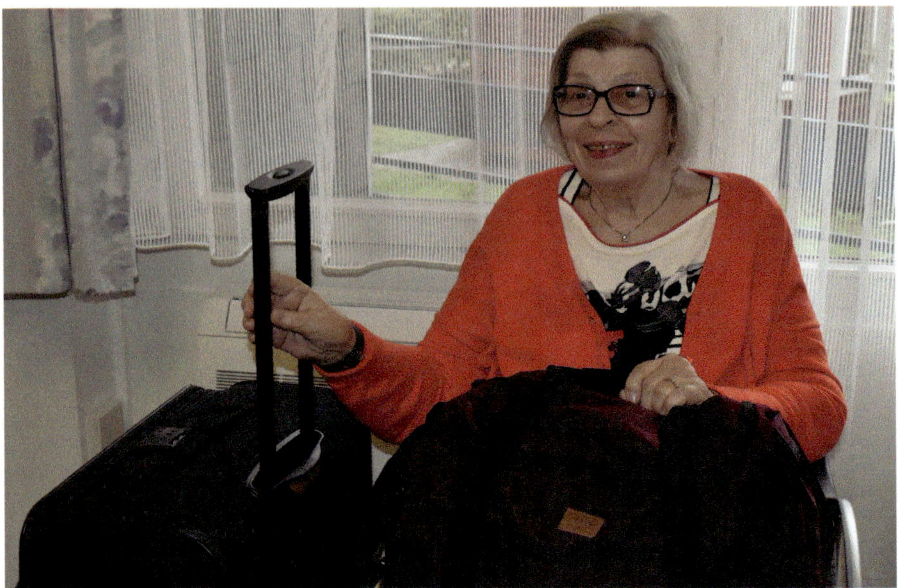

Abb. 38: Bewohnerin auf dem Weg zurück nach Hause (Foto: Ev. Altenhilfe)

5.2 Der Benefit für Kostenträger

Jeder, der nach therapeutischer Pflege aus einem Pflegeheim nach Hause entlassen wird, benötigt keinen Langzeit-Pflegeplatz mehr und spart damit nicht nur selber Kosten, sondern in der Regel auch die der öffentlichen Hand. In 30 % der Pflegefälle in Deutschland sind die Sozialhilfeträger an den Pflegeheimkosten beteiligt. Dies macht derzeit in der Bundesrepublik Deutschland jährlich rund 2,8 Mrd. Euro aus (Rothgang & Müller, 2021, S. 56, S. 129). Mit Blick auf die Babyboomer-Generation ist diese Tendenz steigend.

Wenn therapeutische Pflege dazu beitragen kann, dass weniger Menschen dauerhaft einen stationären Pflegeplatz benötigen, so würde dies auch die Zahl der neu zu schaffenden Plätze bei der sich weiter verändernden demografischen Entwicklung reduzieren.

Aber auch Pflegekassen profitieren, wenn aufgrund verbesserter Selbstständigkeit und vermiedener dauerstationärer Pflege ihre Kosten für höhere Pflegegrade pro Kopf sinken. Krankenkassen profitieren durch Verringerung der pro-Kopf-Zahl der Krankenhausaufenthalte älterer Menschen sowie von sinkenden Kosten für Medikamente und Heilmittel.

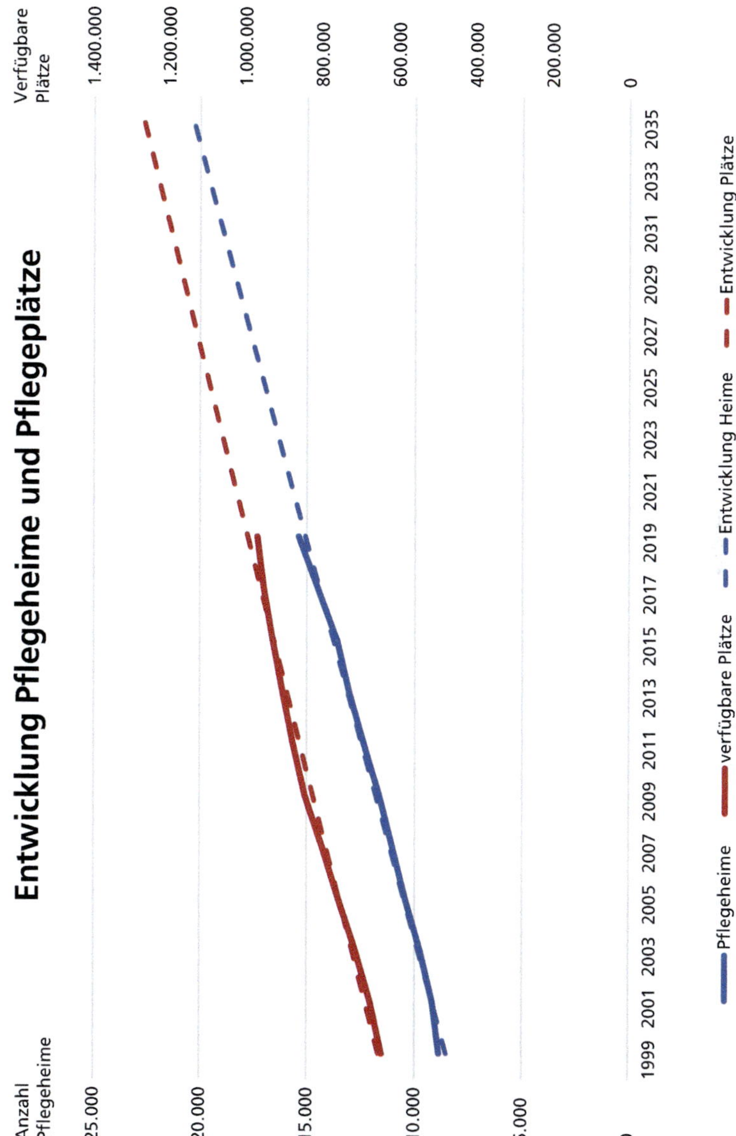

Abb. 39: Entwicklung Anzahl Pflegeheime und Pflegeplätze in Deutschland (Gesundheitsberichterstattung des Bundes, 2022; Zahlen für Träger insgesamt, ab 2020 Prognose (eigene Berechnungen))

5.3 Der Benefit für die Mitarbeitenden in Pflegeheimen

Viele Mitarbeitende in der Altenpflege leiden nicht nur unter Zeitdruck, Arbeitsüberlastung und Bürokratiewahnsinn. Sie leiden unter einer latenten moralischen Verletzung ihrer Seele, wenn sie wegen der Rahmenbedingungen beim Umgang mit Pflegebedürftigen permanent gegen eigene moralische Prinzipien der Menschenwürde verstoßen.

> »Moralischer Stress ist eine Art von Belastung, die noch vergleichsweise wenig bekannt ist. Dieser Stress tritt auf, wenn sich ein Mensch moralisch verantwortlich fühlt, dieser Verantwortung aber nicht nachkommen kann. Der Mensch erlebt eine ethische Konfliktsituation. Der ethische Kodex von Medizinprofis setzt sich aus persönlichen und beruflichen Werten zusammen. Viele Menschen, die einen Gesundheitsberuf ergreifen, fühlen sich ideellen Werten stark verpflichtet.« (Jäger, 2022, o. S.)

> »Laut der Medizinjournalistin Silke Jäger ist dies einer der Hauptgründe, warum Pfleger und Schwestern den Job verlassen: nicht die physische Belastung oder die Unterbezahlung, sondern der Umstand, jeden Tag gegen die eigenen Wertesysteme handeln zu müssen und aus systemischen Gründen daran zu scheitern, die Menschen, die einem anvertraut wurden, zu schützen.« (El Ouassil, 2021, o. S.)

Wenn wir in der therapeutischen Pflege Rahmenbedingungen schaffen, die den Pflegebedürftigen tatsächlich in den Mittelpunkt stellen und seine Lebensqualität real verbessern, dann tun wir auch aktiv Wesentliches für die Mitarbeitergesundheit der Pflegeprofis. Trotz Arbeitsstress gehen Mitarbeitende dann nach Feierabend sinnerfüllt und zufrieden nach Hause, wenn sie wissen: Weil es mich heute mit meinem Dienst gegeben hat, geht es diesem und jenem in ihrer/seiner Lebenssituation besser als gestern.

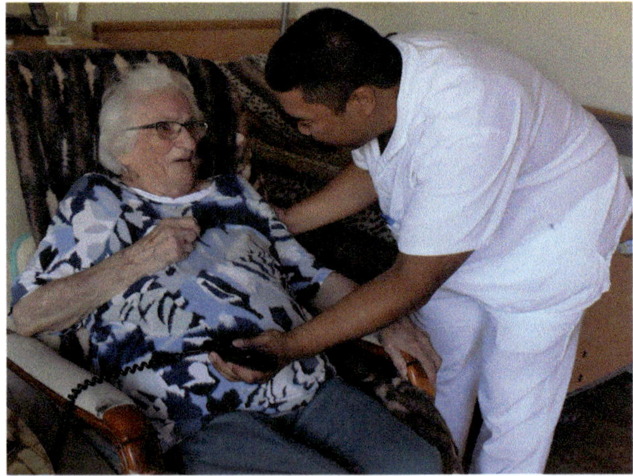

Abb. 40: Zeit für zugewandte, menschenwürdige Pflege macht den Pflegeberuf wieder attraktiv (Foto: Ev. Altenhilfe)

5.4 Der Benefit für Einrichtungsträger

Pflegedienstleitungen, Controller und Personalverantwortliche für die Pflegeeinrichtungen erleben bei Mitarbeitenden, die ihre Arbeit als sinnstiftend und erfüllend erfahren, niedrigere Krankenstände, deutlich weniger Personalfluktuation und reale Identifikation mit dem eigenen Unternehmen. Dass dadurch auch die Qualität ihrer Arbeitsleistung steigt, braucht nicht besonders erläutert zu werden.

Personalmangel in der Pflege, ganz konkret: Die Anzahl der freien Stellen in der Pflege zeigen das ganze Ausmaß des Mangels. Eine stichprobenhafte Recherche an einem Tag im Herbst 2022 ergibt: Bei der Bundesagentur für Arbeit zum Begriff »Pflege« werden 88.374 freie Jobs angezeigt, in anderen Jobbörsen zum gleichen Zeitpunkt 114.563. Eine spezielle Jobbörse nur für Pflegeberufe bietet an diesem Tag 113.244 freie Stellen. Die Verzweiflung der Arbeitgeber ist in den Anzeigen greifbar – Willkommensprämien, jährliche Sonderzahlungen, Zuschuss zu Kitagebühren, Dienstwagen etc. waren vor wenigen Jahren in der Pflegebranche undenkbar. Aber all das reicht nicht. Denn es geht um andere Faktoren, wie Menschen in den Pflegeberuf gelockt werden können und vor allem auch, wie sie dort gehalten werden können.

Eine Studie unter dem Namen »Ich pflege wieder, wenn…« sorgte im Jahr 2022 für Aufsehen. Untersucht wurde im Rahmen einer großen Befragung, unter welchen Bedingungen ausgestiegene Pflegekräfte wieder zurück in den Beruf kommen würden bzw. Teilzeitkräfte wieder aufstocken würden (Auffenberg et al., 2022). Die Ergebnisse sind eindeutig:

> »Die wichtigsten genannten Bedingungen für einen Wiedereinstieg / eine Stundenerhöhung:
>
> - Mehr Zeit für eine qualitativ hochwertige Pflege durch eine bedarfsgerechte Personalbemessung.
> - Eine angemessene Bezahlung, die insbesondere Fort- und Weiterbildungen anerkennt.
> - Ein wertschätzender und respektvoller Umgang von Vorgesetzten, Kollegialität, sowie Augenhöhe gegenüber der Ärzteschaft.
> - Verbindliche Dienstpläne
> - Vereinfachte Dokumentation«
>
> (Pressemitteilung zur Studie, Arbeitnehmerkammer Bremen, 2022, o. S.)

Diese Studie zeigt, dass die Bezahlung sicherlich ein wichtiger Aspekt für das Verbleiben im Beruf ist. Aber Zeit für eine menschenwürdige Pflege, wertschätzender Umgang und verlässliche Dienstpläne sind ebenso entscheidend für die Motivation. Die Studie kommt zu dem Schluss, dass in Deutschland durch Berufsrückkehrer und Stundenaufstockung von Teilzeitkräften bis zu 300.000 Pflegekräfte zu gewinnen wären (Pressemitteilung zur Studie, Arbeitnehmerkammer Bremen, 2022, o. S.).

Also sollten sich Einrichtungsträger stark machen für eine bessere Personalausstattung, neue Lösungen für Dienstplangestaltung und schlanke Dokumentation. Denn wenn der Mensch sowohl als Pflegebedürftiger als auch als Pflegender im Mittelpunkt steht, dann ist auch wieder Personal zu gewinnen.

5.5 Der Benefit für die Gesellschaft

Stichwörter, die heute den Blick auf Pflegeheime beschreiben, lauten: Verdrängung, Angst, Unwissen, Endstation. Als Beispiel hier die Ergebnisse einer Umfrage, die im Auftrag der Deutschen Stiftung Patientenschutz gemacht wurde. Die Frage lautete, ob die Menschen, wenn häusliche Pflege nicht mehr möglich ist, in ein Pflegeheim gehen wollen oder den begleiteten Suizid bevorzugen. Ergebnis: 30 % der Befragten möchten lieber ihr Leben beenden, bevor sie in ein Pflegeheim gehen (Schöppner, 2022a).

Diesem desaströsen Bild der Pflegeheime will die therapeutische Pflege etwas entgegensetzen. Die Bilder erfolgreicher therapeutischer Pflege nehmen den Menschen, die sie sehen, die tiefe Angst vor der eigenen Pflegebedürftigkeit und dem Pflegeheim. Sie erkennen in dem Pflegeheim nicht mehr nur den Wartesaal für die bevorstehende Bestattung, sondern einen Ort, an dem ihnen tatsächlich und nachhaltig geholfen wird. Einen Ort, an dem gelebt wird, an dem gelacht wird, an dem gemeinsam an Ressourcen und besseren Lebensbedingungen gearbeitet wird. Diese Beobachtung machen der Autor und sein Mitarbeiterteam tagtäglich in der Begegnung mit betreuten Heimgästen, ihren Angehörigen, aber auch in der Begegnung mit Menschen im Quartier und der Kommune, die Berührungspunkte mit der therapeutischen Pflege bekommen.

Wenn es nun flächendeckend eine sich therapeutisch-rehabilitativ entwickelnde, altersspezifische Pflege geben würde, dann würde sich überall in unserem Land das Bild vom Pflegeheim verändern. Menschen werden das Pflegeheim stärker als einen weiteren Baustein der Lebenshilfe begreifen. Ein solcher Blickwechsel kann dazu beitragen, die Themen Alter, Pflegebedürftigkeit und Suizid im Alter aus der Tabuzone herauszuholen und diese neu und gesellschaftlich offen zu diskutieren. Für die Gesellschaft wäre es sicher ein positiver Schritt, von einer engagierten Pflege zu lernen und diese als Muster für andere Fragen der Gesellschaft zu begreifen. Der Mensch im Mittelpunkt, nicht die Rendite, nicht die Bürokratie, nicht die Ideologie. Vielleicht können wir einen Anstoß geben?

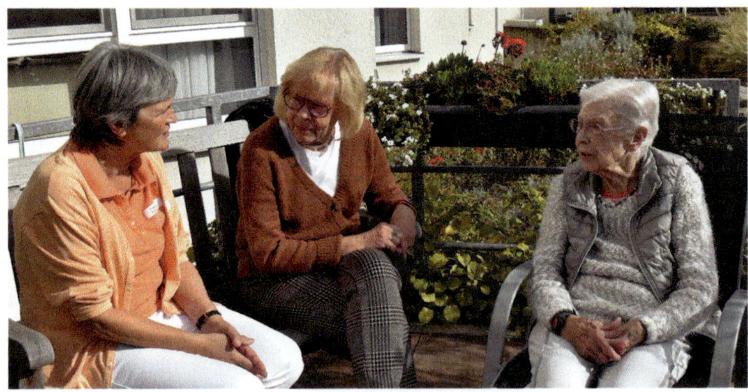

Abb. 41: Das Pflegeheim als Ort des Lebens (Foto: Ev. Altenhilfe)

6 Was hindert/fördert therapeutische Pflege?

Die fünf größten Irrtümer der Pflege- und Sozialpolitik in Deutschland

Jedes gute Pflegekonzept, das den Menschen in den Mittelpunkt der Handlungs- und Entscheidungsprämissen stellt, braucht Rahmenbedingungen, die ihrerseits Menschenwürde als handlungsleitendes Zentrum haben. Viele Rahmenbedingungen im Pflege- und Gesundheitssystem sind aber heute gerade nicht an der Menschenwürde Pflegebedürftiger und der sie Pflegenden orientiert. Das hat unterschiedliche Gründe: Lobbyismus unterschiedlicher Akteure, politische Angst vor der Überteuerung des Pflege- und Gesundheitssystems, Profitstreben, eine eher Defizit orientierte Sicht von Alter und Pflege etc. Fünf Irrtümer der Pflege- und Sozialpolitik in Deutschland sollen als die Hauptursachen für Behinderung therapeutischer Pflege besprochen werden.

Erster Irrtum: Der Markt wird es richten

Wer den Markt beauftragt, muss damit rechnen, dass der Markt nach seinen eigenen Gesetzen agiert. Die vorrangige Handlungsmaxime des Marktes heißt Profitmaximierung. Niemand stellt die Notwendigkeit infrage, dass auch altersspezifische Pflege und Betreuung nach betriebswirtschaftlichen Regeln organisiert werden muss. Jedes Pflegeheim ist auch zugleich Unternehmen mit Gewinn- und Verlustrechnung, Arbeitsverträgen und Abschreibungen. Träger der stationären, teilstationären oder ambulanten Pflege sollten aber als Leistungserbringer in der Daseinsfürsorge nicht dem Diktat der Profitmaximierung unterworfen sein. Dass dieses Diktat der Profitmaximierung durch Investoren sich tatsächlich massiv auf die Versorgungsqualität auswirkt, dokumentieren verschiedene Untersuchungen zum Pflegemarkt.

Eine Studie über Private-Equity-Investoren in der Pflege in Deutschland, Frankreich und Großbritannien beschreibt den Pflegemarkt als sehr attraktiv für globale Investoren:

> »Der Pflegesektor scheint das perfekte Investitionsziel für Private-Equity-Firmen und die dahinterstehenden Investoren zu sein. […] Der Sektor bietet verlässliche Einkommensströme durch Pflegeversicherungen, Steuergelder sowie die Eigenbeteiligungen von Patienten und Angehörigen.« (Bourgeron et al., 2021, S. 3)

Das Resultat des Einstiegs von Private-Equity in den Pflegemarkt lautet:

> »Der ursprüngliche Zweck von Pflegeheimen – die Pflege alter und kranker Menschen – wurde durch einen neuen in den Hintergrund gerückt: die Schaffung von Mehrwert für

Investorinnen. *Der Pflegesektor wurde finanzialisiert, was zum Teil zu schlechteren Arbeitsbedingungen und zum Abfluss öffentlicher Gelder führte, die für die Pflege hätten verwendet werden können.*« (Bourgeron et al., 2021, S. 4, Hervorhebung im Original)

Mittlerweile befinden sich 40 % der deutschen Pflegeheime im Besitz renditeorientierter, globaler Investoren. Die Heime werden weiterverkauft, sobald genug Gewinn abgeschöpft wurde, Gewinne werden meist in Steuerparadiesen geltend gemacht und so dem heimischen Pflegemarkt entnommen (Bourgeron et al., 2021, S. 13).

Man hört immer wieder das Argument, der Markt könne mit seinen dynamischen Prozessen des Wettbewerbs Innovation und Qualität in der Pflege nach vorne bringen. Man müsse ihn nur durch geeignete gesetzliche Rahmenbedingungen regeln und begrenzen und so Missbrauch und Fehlentwicklungen vermeiden. Diese Argumentation hört sich in der Theorie einleuchtend und nachvollziehbar an, es funktioniert aber in der Alltagswirklichkeit nicht zufriedenstellend. Das liegt daran, dass Investoren-gelenkte Pflegekonzerne mit ihren juristischen Abteilungen und ihrem kreativen Ideenreichtum örtlichen Behörden, medizinischen Diensten und der Legislative häufig deutlich überlegen sind. Es geschieht ein sogenanntes Hase-und-Igel-Spiel. Hier brauchen wir ein sozialpolitisches Umlenken.

Zweiter Irrtum: Die Altenpflege wird unbezahlbar

Schon lange vor Einführung des Pflegeversicherungsgesetzes in den Jahren 1994/1996 kursierte in der deutschen Politik die Angst vor den Kosten, die alte Menschen im Gesundheits- und Pflegesystem verursachen werden. Bereits in den 1970er Jahren begannen Diskussionen um die »Preiswalze« in der Pflege: Gemeint ist der nahezu ungebremste Anstieg der Heimkosten. Die Befürchtung war, dass immer mehr Heimbewohner durch die steigenden Heimkosten zu Sozialhilfeempfängern werden. Die Schere zwischen Einkommens- und Preisentwicklung für Pflegeleistungen würde immer weiter auseinandergehen. Resultat der nahezu 25-jährigen Diskussion war die Einführung der Pflegeversicherung und damit der Versuch, Wirtschaftlichkeit, verlässliche Berechnungen und Deckelung bestimmter Kosten im Pflegesektor einzuführen (Roth & Rothgang, 1999). Wir sehen also seit Jahrzehnten Anstrengungen, die Kosten in der Altenpflege zu drosseln und zu deckeln. Entstanden ist ein kostspieliger, bürokratischer Überbau mit wenig effizienten, aber vielen Zuständigkeiten und unterschiedlichen Finanzierungssystemen.

Die Frage nach einem bedarfsgerechten Personalschlüssel in der Altenpflege wurde über Jahrzehnte vertagt, es gab mal hier ein Pflästerchen und mal dort ein Pflästerchen. Nun gibt es mit der empirischen Studie zum Personalbedarf in der Altenpflege von Professor Dr. Rothgang endlich Daten, die von Kassen und Politik ernsthaft diskutiert werden (Rothgang, 2020).

Aber schon steht der Sparkommissar wieder Pate. Es soll zwar mehr Personalköpfe geben, aber bitte deutlich weniger Fachpersonal. Welch eine Logik, wenn es um Qualität und Menschenwürde in der Pflege geht. Über wiederum Jahrzehnte wurden die Ausbildungsseminare kaputtgespart, sodass der heutige Fachpersonalmangel zum großen Teil hausgemacht ist.

Die altersspezifische Pflege wird aber nicht unbezahlbar, wenn ausreichend gut ausgebildete Fachkräfte eine gute Arbeit machen. In der therapeutischen Pflege können wir im Gegenteil zeigen, dass die stationäre Altenpflege nicht unbezahlbar wird, wenn zusätzlich noch Reha-Leistungen hinzukommen. Im Gegenteil, es gibt Einsparpotenziale.

Die menschenwürdige Versorgung alter Menschen mit menschenwürdigen Arbeitsbedingungen ist am Ende der Kette sogar sozialökonomisch der wirtschaftlichere Weg.

Wir möchten trotz aller Frustrationen, die sich in den zurückliegenden Jahren bei den Leistungserbringern angestaut haben, offen einladen, endlich die Angst vor der Überteuerung einer menschenwürdigen altersspezifischen Pflege loszulassen. Menschenwürde rechnet sich auch betriebs- und volkswirtschaftlich, das belegt die therapeutische Pflege mit rehabilitativen Anteilen.

Dritter Irrtum: Die Pflege alter Menschen braucht keinen eigenen Fachberuf

Therapeutische Pflege braucht das Berufsbild der Sozial- und Gesundheitsassistenz und nicht das der medizinischen Grund- und Behandlungspflege für alte Menschen. Selbstverständlich benötigen wir für eine fachlich optimale medizinische Pflege alter Menschen auch die Krankenfachpflegekraft mit Zusatzwissen über die Zielgruppe älterer Menschen. Aber als Lotse und Bezugsperson in der täglichen Begleitung für den älteren Menschen in seinen Krisensituationen brauchen wir zuallererst die Sozial- und Gesundheitsassistenz als Fachberuf. Hier sind Breite und Tiefe des Wissens gefragt zu den Themen Krankheitsbilder, Stoffwechselprozesse, Pflegemöglichkeiten im Alter, aber eben auch zu den Themen körperliche, geistige und seelische Veränderungen im Alter und ihre Auswirkungen auf Lebenskraft, Alltagskompetenz, Selbstverwirklichungskräfte, Sinnerfahrung, Therapie und Reha-Möglichkeiten, Wege zur Compliance, wenn es um Therapie und Pflege geht, sowie Wege der sozialen Kontaktgestaltung. Es gilt, altersspezifische Entwicklungen eines Menschen von Krankheitsbildern zu unterscheiden und Interventionsstrategien zu kennen, um dem älteren Menschen therapeutisch begegnen zu können.

Wie kann diese fachberufliche Ausbildung in Theorie und Praxis stattfinden? Das vorliegende Konzept der generalistischen Ausbildung ist hierzu völlig unzureichend. Zum einen ist das übervolle Curriculum nicht entsprechend ausgelegt. Zu viele Inhalte der verschiedenen Fachberufe Kinderkrankenpflege, Krankenpflege der verschiedenen Richtungen, Intensivpflege und Altenpflege sollen in der dreijährigen Ausbildungszeit theoretisch vermittelt werden. Dies schafft profundes Halbwissen. Darüber hinaus finden zu wenig fachpraktische Trainings in der Begegnung mit älteren Menschen vor Ort statt.

Theoretisch könnte man nach einer generalistischen Ausbildung zur Pflegefachfrau oder zum Pflegefachmann in einem zweiten Schritt die Fachausbildung zur Gesundheits- und Sozialassistenz für ältere Menschen einrichtungsintern anschließen. Dazu aber fehlen in den Einrichtungen die personellen und finanziellen Ressourcen.

Die beste Lösungsperspektive bleibt die Entwicklung eines eigenständigen Fachberufes der altersspezifischen Pflege als Gesundheits- und Sozialassistenz.

Das Curriculum der alten Altenpflegeausbildung NRW war hierzu inhaltlich auf dem richtigen Weg. Dieses Curriculum gilt es weiterzuentwickeln.

Auf dem Wege zur Entwicklung eines eigenständigen Fachberufes der Gesundheits- und Sozialassistenz für ältere Menschen muss als Sofortmaßnahme die Fachlichkeit für therapeutische Pflege älterer Menschen im bestehenden Ausbildungssystem gestärkt werden. Diese Prozesse sollten möglichst schnell und ideologiefrei vorangebracht werden. Die ältere Generation und die Mitarbeitenden in der altersspezifischen Pflege sind es wert und warten darauf.

Vierter Irrtum: Alter ist gleichbedeutend mit Krankheit

Alter ist keine Krankheit, auch wenn im Alter statistisch viele Krankheitsbilder häufiger und heftiger auftreten. Der Mensch durchlebt von der Geburt bis zum Tod ständig körperliche, seelische und geistige Veränderungen. Niemand käme auf die Idee, ein Baby krank zu nennen, nur weil es in die Windeln macht. Auch einen pubertierenden Jugendlichen mit psychischen Schwankungen und herausforderndem Sozialverhalten nennt keiner wirklich krank.

Im Älterwerden sehen wir Veränderungen der Muskulatur, des Knochenaufbaus, der Stoffwechselprozesse, der Seh- und Hörfähigkeit, der Reaktionsfähigkeit, der Denk- und Merkfähigkeit und vieles mehr. Meistens werden all diese Veränderungen an der Situation im jüngeren Lebensalter gemessen und somit als Verschlechterung wahrgenommen. Aber wer sagt denn, dass der gesunde Dreißiger und die fitte Vierzigerin der Maßstab für Lebensqualität und »Mensch sein« sein müssen? Wer hat uns den Wahn ewiger Jugend ins Herz und Hirn gegeben? Ein Wahn, der Älterwerden, Pflegebedürftigkeit und Vorbereitung aufs Sterben nur noch als unangenehm verdrängen lässt.

Wenn wir das Älterwerden gesellschaftlich und auch sprachlich aus der Tabuzone herausholen wollen, bekommt Rehabilitation im höheren Lebensalter einen realistischen und mutmachenden Klang. Rehabilitation bedeutet hier die weitgehende Wiederherstellung der eigenen Selbständigkeit und des persönlichen Lebensmutes. Es geht um die ganzheitliche Hilfe, die ein alternder Mensch braucht, um seine neue Lebensphase anzunehmen und möglichst selbstständig zu bewältigen. Bei dieser Bewältigung darf er auch seinen einzigartigen Wert und die Chancen des neuen Lebensabschnittes entdecken: Lebenserfahrungen können in der Generationenbegegnung weitergegeben werden. Sinnfragen nach dem Woher, Wohin und Wozu werden tiefer gestellt und vielleicht ganz neu beantwortet. Dankbarkeit und Seelenfrieden müssen neu erarbeitet werden. Abschied nehmen und Neues wagen ist ein starkes Trainingsprogramm für die eigene Seele. Aufgrund körperlicher Veränderungen müssen neue Tagesabläufe eingeübt werden. Mit abnehmenden kognitiven Fähigkeiten entwickelt sich oft die emotionale Kompetenz eines Menschen.

Diese Prozesse im Alter können ausschließlich durch die Brille »Defizite« gesehen werden, sie können aber auch als neue Lebensphase angenommen werden. Hierbei will therapeutische Pflege fachkompetent und menschlich zugleich empathisch helfen. Hierzu braucht sie ein komplexes multiprofessionelles Wissen aus Psychologie, Soziologie, Pflege, Medizin, Fachtherapie und auch Seelsorge. Vor allem muss therapeutische Pflege den alternden Menschen mögen und seine Reha-Potenziale immer etwas stärker im Blick haben als dessen Defizite.

Therapeutische Pflege, die nach erfolgreicher Intervention Menschen ins eigene Lebensumfeld zurückschicken will, braucht vorbereitete Lebensbedingungen in diesem Lebensumfeld: barrierefreie Wohnmöglichkeiten, ein Quartier mit erreichbaren Ärzten, Apotheken und Geschäften des täglichen Bedarfs. Und es braucht eine Nachbarschaft der verschiedenen Generationen, die Alter nicht stigmatisiert, sondern sich mit Menschen freut, die es noch einmal in die Selbstständigkeit geschafft haben.

Der Satz von Joachim Fuchsberger »Altwerden ist nichts für Feiglinge« formuliert eine Lebensweisheit. Man kann sie als Bedrohung verstehen und mit Verdrängung reagieren, man kann sie aber auch als Herausforderung verstehen und denen mit Anerkennung und Lob begegnen, die sich dieser Lebensherausforderung mutig stellen.

Fünfter Irrtum: Pflegebedarf ermittelt man am besten durch Defizitbeschreibung

Trotz der sehr zu begrüßenden ganzheitlichen Sicht des seit 2017 gültigen Pflegebedürftigkeitsbegriffes bleibt die Grundstruktur der BIs (Begutachtungsinstrument) zur Bestimmung der Pflegebedürftigkeit defizitorientiert. Darin ändert auch das Wording »selbstständig«, »überwiegend selbstständig«, »überwiegend unselbstständig«, »unselbstständig« nichts. Denn es bleibt dabei: Viele Punkte, damit hohe Pflegegrade und somit mehr Geld gibt es für ein hohes Maß dokumentierter Unselbstständigkeiten bzw. Defizite. Rehabilitation in der Altenpflege ist immer noch geschäftsschädigend. »In die Betten pflegen« wird finanziell belohnt, rehabilitieren nicht.

Dieses Phänomen wird dadurch verstärkt, dass die neuen Begutachtungsrichtlinien der gesetzlichen Krankenkassen zur Feststellung der Pflegebedürftigkeit keinen Bezug zum Zeitaufwand und zur Häufigkeit für die zu erbringenden Leistungen mehr haben. Dadurch entfällt die Möglichkeit, die aktivierende oder rehabilitative Gestaltung der Einzelverrichtung pflegegradrelevant geltend zu machen. Das stützt das alte System der Funktionspflege mit möglichst minimalistischem Aufwand.

Dagegen steht der versorgungsvertragliche Auftrag zur aktivierenden Pflege, für die in der Regelversorgung aber Zeit und Fachpersonal fehlen. Statt als Pflegeeinrichtung ständig ums Überleben kämpfen zu müssen, entsteht das Bestreben, eine möglichst hohe Anzahl höherer Pflegegrade zu erzielen. So wird der Fokus der Mitarbeitenden eindeutig auf die Wahrnehmung und Begründung der Defizite in der Pflegedokumentation gelenkt. Wegen fehlender Anreize für rehabilitative Maßnahmen und chronischem Zeitmangel im Pflegealltag bleibt Rehabilitation ausschließlich Angelegenheit der parallel laufenden Physiotherapeuten, Logopäden oder anderer Therapeuten auf Kassenrezept. Eine Vernetzung mit Pflege und Betreuungsalltag ist eher selten.

Was wir dringend brauchen, ist ein Belohnungssystem für rehabilitative Intervention im Pflegealltag und eine vorangehende Beschreibung der Reha-Potenziale in den einzelnen Modulen der BIs. Dies wäre die folgerichtige Fortschreibung der GKV-Richtlinien zur Feststellung der Pflegebedürftigkeit. In einem ersten Schritt verpflichten diese Richtlinien den MD (Medizinischer Dienst), Reha-Potenziale zu beschreiben. Hier sind aber de facto ausschließlich kassenärztliche Verordnungen im Blick, nicht aber die Verbindung mit dem alltäglichen Pflegeprozess.

7 Wie soll es nun weitergehen?

Ausblicke

Anhand von vier Impulsfragen soll der Blick in die Zukunft gewagt werden.

7.1 Kann therapeutische Pflege mit rehabilitativen Elementen heute schon beginnen?

Müssen sich nicht zuerst die geschilderten fachlichen, ethischen, sozialpolitischen, finanzpolitischen und gesellschaftspolitischen Rahmenbedingungen ändern?

Antwort: Rehabilitative Pflege hat schon längst begonnen, und das nicht nur in der Evangelischen Altenhilfe in Mülheim an der Ruhr. Es gibt weltweit gute Vorbilder dafür, wie die stationäre, teilstationäre und ambulante Pflege stärker in den Reha-Prozess älterer Menschen eingebunden werden. Hiervon können wir in Deutschland lernen (► Kap. 2.3).

Aber es gibt auch in Deutschland bereits Einrichtungen, die mit viel Kreativität und Empathie Pflege therapeutisch-rehabilitativ gestalten. Diese Ansätze gilt es miteinander zu vernetzen, damit Erfahrungsaustausch gelingt und aus Einzelkämpfern eine Bewegung wird.

Therapeutische Pflege wird als Konzept zum gegenwärtigen Zeitpunkt aus finanziellen und gesundheitspolitischen Gründen noch Werkstattcharakter haben müssen. Aber dieser Weg ist die Zukunft der altersspezifischen Pflege und heute schon ein Magnet für engagierte Pflegekräfte.

Die nachrückende Generation der Pflegebedürftigen, die Generation Babyboomer, wird sich mit weniger Lebensqualität nicht zufriedengeben! Sie muss sich allerdings auch als starke gesellschaftliche Kraft heute der Frage stellen: Wie will ich morgen leben und überleben, damit Prozesse jetzt und hier beschleunigt werden? Die Pflegebedürftigen von morgen sind es, die sozialpolitische Prozesse heute anstoßen und politisch entscheiden können und auch müssen. Diese Generation wachzurütteln und sie auf ihre eigene Zukunftssicherung aufmerksam zu machen, ist unsere Aufgabe als Pflegefachleute, aber auch Aufgabe der Medien.

Der Blick über den Zaun und das wechselseitige Lernen von Erfahrungen in unseren Nachbarländern kann helfen und die notwendigen Prozesse in unserer Gesellschaft beschleunigen (Rostgaard et al., 2023).

7.2 Wie kann einer alternden Gesellschaft die Angst vor der Pflegebedürftigkeit genommen werden?

Die gegenwärtige Betrachtung unserer Gesellschaft zeigt, dass die Themen Altern, Pflegebedürftigkeit und Leben am Lebensende eher verdrängt als offensiv debattiert werden.

Antwort: Die Pflegebedürftigen von morgen sind die Angehörigen Pflegebedürftiger von heute. Was sie mit ihren Angehörigen in Pflegeheimen erleben, prägt ihr Bild und dieses Bild wird im Freundeskreis, der Nachbarschaft und beim Friseur kommuniziert. Wo Angehörige therapeutische Pflege erfahren, haben sie selber auch weniger Angst vor der eigenen Hilfsbedürftigkeit. Positive Vorbilder in der Pflege können also helfen.

Helfen kann auch eine veränderte Berichterstattung der Medien. Die Bitte lautet hier: weniger Skandalberichterstattung und mehr Lösungs- und Vorbildbeispiele mit klarer Adressierung an die Handlungsverantwortlichen: Was soll wer wann tun?

Im Übrigen gilt für die Gesamtgesellschaft die alte Erkenntnis der Psychologie: Angst überwindet man nicht durch Verdrängung oder Betäubung, sondern nur durch begleitete Beschäftigung mit dem Angstauslöser. Das bedeutet für unsere Fragestellung: Wir sind als Teil einer demokratischen Gesellschaft alle verantwortlich, an der Thematisierung und Weiterentwicklung sozialpolitischer Zukunftsgestaltung, wie den Lebensmöglichkeiten im Alter und auch in der eigenen Pflegebedürftigkeit, mitzuwirken. Dänemark hat uns den Weg in der Mitte des vorherigen Jahrhunderts vorgemacht und in einer gesamtgesellschaftlich anstrengenden Diskussion demokratisch die Gestaltung und Finanzierung eines Lebens im Alter festgelegt. Im dänischen Parlament, dem Folketing, wurden die Grundsätze dann parteiübergreifend als Sozialgesetze einstimmig beschlossen.

Die in 2021 vom Stern initiierte und von mehr als 320.000 Menschen unterschriebene Petition an den deutschen Bundestag zum Thema »Pflege in Würde« könnte ein qualifizierter Start für eine entsprechende gesellschaftliche Initiative auch in Deutschland sein. In dem vorausgehenden Artikel des Stern nennt Bernhard Albrecht die zentralen Handlungsansätze zur grundlegenden und nachhaltigen Umgestaltung der deutschen Pflegelandschaft (Albrecht, 2021).

7.3 Wie kann den Entscheidungsträgern in Politik und Sozialsystemen die Angst vor Systemveränderungen und kostenträchtigen Entscheidungen genommen werden?

Die Jahrzehnte alte politische Sorge, dass die ältere Generation die Sozialsysteme sprengen könnte, wurde bereits thematisiert (▸ Kap. 6, »Zweiter Irrtum«).

Antwort: Helfen kann der Politik eine wissenschaftsbasierte Evaluation der Kosten- und Nutzenrechnung therapeutischer Pflege mit rehabilitativen Anteilen, die zeigt, dass sich diese Qualität der altersspezifischen Pflege und Betreuung volkswirtschaftlich tatsächlich rechnet. Es gilt wissenschaftlich zu belegen, dass die Einsparpotenziale für Sozialhilfeträger und Kassen ein signifikantes Gegengewicht zu den Mehrkosten bilden. Zum gegenwärtigen Zeitpunkt (2023) läuft eine Studie unter Konsortialführung der AOK Rheinland/Hamburg, die die pflegerische und wirtschaftliche Wirksamkeit therapeutischer Pflege evaluieren soll (Dierbach, 2021).

Bereits vor 20 Jahren war klar, dass rehabilitative Pflege auch bei älteren Menschen sinnvoll ist, aber bislang fehlte eine wissenschaftliche Evaluation. Aus diesem Grund ist die Umsetzung therapeutischer Pflege in Deutschland leider bis heute nicht großflächig geschehen (z. B. Landtag NRW, 2005, S. 400 ff.)

In Teilschritten wird es dazu kommen, dass die sozialpolitischen Rahmenbedingungen sich hin zu einer integrierten Versorgung von Pflege und Reha in Pflegeheimen verändern werden. Auf dem Weg dorthin kann es sicherlich wissenschaftlich basiert spezielle Versorgungsverträge einzelner Einrichtungen geben, die vorangehen wollen.

7.4 Welche ethischen Impulse kann die therapeutische Pflege in der Gesamtgesellschaft geben?

Antworten:

- In einer profitorientierten Gesellschaft kann das Vorbild der therapeutischen Pflege den Wert der Menschenwürde als Handlungsmaxime im Umgang miteinander stärken.
- Die Erkenntnis, dass menschenwürdiger Umgang miteinander in der Daseinsfürsorge bezahlbar und sogar die wirtschaftliche Alternative ist, wird nicht nur die Pflegelandschaft, sondern viele andere sozial- und gesundheitspolitische Aufgabenfelder verändern.

- Der Meinungsbildungsprozess »Wie wollen wir alt werden?« kann eine neue Dialogfähigkeit in der Bevölkerung fördern.
- Die Sinnerfahrung im Berufsfeld therapeutischer Pflege wird junge Menschen zusätzlich für die Pflegeberufe begeistern.
- Eine glaubwürdige Hoffnungsperspektive der tatsächlichen und kompetenten Begleitung am Lebensende wird die steigende Zahl der Suizidversuche im Alter senken helfen.
- Das Alter erfährt durch die Perspektive einer therapeutischen Pflege eine neue Wertschätzung. Das kann das Miteinander der Generationen sehr positiv prägen.

Es lohnt sich also, am Projekt der therapeutischen Pflege mit rehabilitativen Anteilen zielstrebig, beharrlich und mit Freude weiterzuarbeiten. Es lohnt sich für pflegebedürftige Menschen, für Mitarbeitende in der Pflege und für uns alle als Gesellschaft.

8 Interviews – kollegiale Fachgespräche zur thematischen Vertiefung

Viele langjährige Wegbegleiter und Wegbegleiterinnen waren und sind wesentlich Mitgestaltende unseres Weges der therapeutischen Pflege mit rehabilitativen Anteilen. Ihrer Energie, Ausdauer, Fachlichkeit und ihrem Teamgeist verdanken wir schlussendlich die vielen Erfolgsgeschichten für Menschen, die an den Grenzen ihres Lebens neuen Lebensmut, Selbständigkeit und vermehrte Alltagskompetenz gefunden haben.

Einige dieser Wegbegleiter und Weichensteller sollen hier noch einmal zu Wort kommen. Vielleicht kann der eine Leser oder die andere Leserin sich mit ihnen identifizieren und erlebt Ermutigung und Inspiration.

Ja, es geht auch um einen ganz besonderen Spirit, will man das Konzept rehabilitativer Pflege im beruflichen Alltag umsetzen. Und vielleicht fällt bei der Lektüre der einzelnen Interviews auch noch ganz praktisch der ein oder andere Tipp für den eigenen beruflichen Alltag ab.

Einige Interviews sind sehr viel ausführlicher, als wir sie in diesem Buch aufnehmen konnten. Damit wertvolle berufliche Erfahrungen nicht durch Kürzungen verloren gehen, haben wir diese Interviews und Materialien zum Nachlesen auf unserer Webseite hinterlegt: https://haus-ruhrgarten.de/pflege-therapie-betreuung/fachbuch-therapeutische-pflege

8.1 Neurologie: Prof. Dr. med. Markus Jüptner

Neurologe und Facharzt für Psychiatrie und Psychotherapie, Schwerpunkt Gerontopsychiatrie. Er begleitet die Fachkonsile, schult die Pflegekräfte und behandelt viele der in der Ev. Altenhilfe lebenden Pflegebedürftigen.

Oskar Dierbach: Lieber Herr Dr. Jüptner, was sind für Sie entscheidende Kriterien einer gut arbeitenden stationären Pflege mit rehabilitativen Anteilen?

Markus Jüptner: Im Zentrum steht für mich die Pflege. Was gute Pflege in meinen Augen ausmacht, das sind konstante Bezugspersonen, die mit Begeisterung für alte Menschen arbeiten. Das sind eigentlich die beiden zentralen Punkte. Konstante Bezugspersonen, die kennen den Bewohner, die wissen, was der gerne hat oder was er nicht so gerne mag und das ist einfach unendlich wichtig. Und wenn die dann auch noch mit Begeisterung und Empathie bei der Sache sind, dann hat man alles, was man braucht. Außerdem sind Therapeuten wichtig, die regelmäßig ins Haus kommen, und die Zusammenarbeit mit Ärzten ist ebenfalls sehr wichtig, wo auch immer es nötig sein mag.

Zusammenarbeit im Team, das ist ein Schlüssel für gute Pflege. Damit meine ich vor allem den Informationsaustausch auf kleinem Dienstweg, in der Einrichtung oder am Telefon. Das ist effektiv, zeitsparend und sehr wichtig, damit die Akteure immer auf dem Laufenden sind. Und wenn es Probleme gibt bei einem Bewohner, dann sollte derjenige, der das bemerkt, mit den wichtigen anderen Partnern darüber sprechen. Dann schaut man z. B. nochmal auf die Medikamente, spricht mit dem Physiotherapeuten. Wichtig ist mir die Beschränkung auf die wichtigen Probleme, wenn alle den Bewohner kennengelernt haben, und nicht irgendwelche formalisierten Besprechungen, die nichts bringen.

Oskar Dierbach: Welche Rolle spielen in Ihrer ärztlichen Arbeit mit den älteren Menschen die Medikamente?

Markus Jüptner: Ich sage das immer wieder, am liebsten setze ich Medikamente ab. Wenn der Mensch ins Krankenhaus muss, dann ist er in der Regel in einer akuten Krise und in der Krise braucht er Medikamente. Das ist alles richtig, das ist nicht als Kritik gemeint am Krankenhaus, dass die da so viele Medikamente einsetzen. Sondern das ist notwendig in der Krise, aber dann kommt er wieder zurück in die häusliche Umgebung oder hier in die Einrichtung und dann ist die Krise irgendwann vorbei. Und dann müssen wir den Krisenmodus wieder ausschalten, also auf Deutsch die Medikamente auch wieder ausschleichen oder absetzen. Und das ist in meinen Augen ein Punkt, der am häufigsten vergessen wird. Das hilft den Menschen ganz enorm: Medikamente absetzen.

Und auch dieser Prozess muss im multiprofessionellen Team gut beobachtet werden. Tritt bei einer Bewohnerin ein Problem auf, dann ist es extrem wichtig, gemeinsam draufzuschauen und auf die Medikation. Oft wird ein Medikament einfach weitergegeben, ohne hinterfragt zu werden. Das fällt im Team auf und dann können wir das Problem lösen.

Oskar Dierbach: Was ist Ihnen in der Kommunikation in den multiprofessionellen Teams wichtig?

Markus Jüptner: Mir ist es wichtig, dass wir verständlich und nachvollziehbar miteinander sprechen. Viele Mitarbeiter in der Pflege machen sich Sorgen, dass sie sich fachlich nicht richtig ausdrücken. Da sage ich immer wieder: Bitte beschreiben Sie mit Ihren eigenen Worten, was Frau Müller oder Herr Meier jetzt nicht mehr kann. Die ganz normale Umgangssprache, die sprachliche Beschreibung, die ist viel wertvoller als mit Begriffen um sich zu werfen.

Am besten die fünf Sinne benutzen: Was sehe ich, was höre ich, was ist anders als sonst? Ein Beispiel: Der klebt mit den Füßen am Boden, der stolpert dauernd, der fällt in den letzten drei Wochen zehnmal jeden Tag und wenn er versucht aufzustehen, braucht er fünf Anläufe. Besser kann man Parkinson nicht beschreiben. Also ich meine, es geht nicht um irgendwelche abstrakten Formulierungen, sondern um das konkrete Erleben.

Oskar Dierbach: Also Sie machen Mut, keine falsche Angst zu haben als Pflegekraft, dass man vielleicht mit dem Doktor nicht auf Augenhöhe mithalten kann?

Markus Jüptner: Genau, das ist völlig falsch. Ich bin als Doktor Außenstehender und ich kann mit dem nicht mithalten, was Sie hier tagtäglich erleben, was Sie alles leisten als Pflegekraft. Ich komme dazu und kann mitdenken und vielleicht auch ein paar Vorschläge machen. Aber wenn der Akademiker nicht mehr normal mit den anderen reden kann, ist der an der falschen Stelle. Genauso müssen wir alle ganz normal mit den Bewohnern reden, um von ihnen wichtige Informationen über ihr Befinden zu bekommen.

Oskar Dierbach: Welcher Punkt ist für Sie bei der rehabilitativen Pflege noch wichtig?

Markus Jüptner: Rehabilitative Pflege heißt für mich auch: raus aus dem Heim. Es besteht die Möglichkeit, wieder zurück nach Hause zu kommen. Und da kann ich das selbstbestimmte Leben in meiner vertrauten Umgebung weiterleben, was einfach schöner ist. Ich habe mehr Platz, ich habe mehr Möglichkeiten, ich kann die Freunde treffen, die in der Umgebung, in der Nachbarschaft oder wo auch immer wohnen.

Rehabilitative Pflege ist in meinen Augen der Schlüssel, um zu sagen: »Ich kann wieder zurück in meine Umgebung, in mein eigenes selbstbestimmtes Leben.« Das ist für viele Menschen unendlich wichtig. Und diese Hoffnung, diese Möglichkeit, unabhängig vom Alter und den Diagnosen, das ist für mich einer der ganz großen Vorteile der rehabilitativen Pflege.

8.2 Psychotherapie/Psychiatrie: Dr. Hellmuth Schaffert

Facharzt für Psychiatrie mit Schwerpunkt Gerontopsychiatrie, Gesprächspsychotherapeut, Tiefenpsychologe. Beruflich tätig an der Universitätsklinik Essen und als Landesarzt für Gerontopsychiatrie, Dozent für Gerontopsychiatrie in Altenpflegeseminaren und Krankenpflegeschulen.

Oskar Dierbach: Wird der pflegebedürftige Mensch im Pflegeheim ausreichend aufgefangen?

Hellmuth Schaffert: Wenn man diese Frage an die eigentlich betroffene Altersgruppe richten würde, so käme ein eindeutiges »Nein« dabei heraus. Diese Eindeutigkeit ist eher in den letzten Jahren noch deutlicher geworden, wie eine repräsentative Umfrage ganz aktuell aufzeigte (Schöppner, 2022a). Insofern ist die Vorstellung, »einmal ins Heim zu müssen«, ein stark depressiver Faktor, der ein Leben lang verdrängt wird und der im Ernstfall eine existenzgefährdende Krise auslöst.

Oskar Dierbach: Was kann Geriatrie, was kann Gerontopsychiatrie?

Hellmuth Schaffert: Es sind zwei verschiedene Wissenschaftsbereiche, die sich mit der Altersmedizin befassen. Die Geriatrie übernimmt dabei mehr den körperlichen Part, d. h. sie befasst sich mit funktionellen Abläufen von Herz, Nieren, Gefäßsystem, Blutdruck sowie der Optimierung von Medikamenten und Stoffwechselprozessen, sodass insgesamt ein besseres Gesundheitsbild resultiert, das auch Auswirkungen auf die seelische Gesundheit nimmt.

Die Gerontopsychiatrie ist eine spezielle Disziplin der Psychiatrie, die sich mit der »Seele« befasst. Dazu gehören alle psychiatrischen Erkrankungen im Alter, aber auch Konflikte, Ängste, traurige Stimmungslagen, Schlafstörungen, Entscheidungskrisen und vieles mehr. Die Gerontopsychiatrie beschränkt sich dabei nicht auf das bloße Verordnen von Medikamenten, sondern sie kann therapieren, begleiten, supervidieren, unterstützen und Mut machen. Insofern hat sie ihr volles Potenzial noch längst nicht ausgespielt.

Oskar Dierbach: Welche besondere Rolle hat die Pflege mit Rehabilitation im höheren Lebensalter?

Hellmuth Schaffert: Die Pflegemitarbeiter nehmen eine bedeutende Rolle ein, die leider unterschätzt wird. Sie sind im Dialog mit dem älteren Menschen oft die eigentlich Vertrauten, die Berater, die Mut machen, die Sorgen teilen und die Entscheidungshilfe leisten.

Sie können – in der Übertragung – Vater, Mutter oder große Schwester sein und damit in einem therapeutischen Prozess die Schrittmacherfunktion übernehmen. Bei meinen Fortbildungen habe ich oft angestoßen, dass die Pflege einen größeren Anteil bei den psychotherapeutischen Gesprächen übernehmen sollte. Daraus ergibt sich zwangsläufig, dass der Pflegebereich mit ausreichend Zeit und guter Ausbildung unverzichtbar ist bei einem rehabilitativen Ansatz.

Oskar Dierbach: Ist rehabilitative Pflege eine Konkurrenz zur Geriatrie/Gerontopsychiatrie?

Hellmuth Schaffert: Nein, überhaupt nicht! Sie ist eine wichtige Ergänzung. Geriatrie und Gerontopsychiatrie legen den Rahmen fest, loten therapeutische Möglichkeiten aus und formulieren mögliche Ziele. Die rehabilitative Pflege ist sozusagen der Umsetzungsfaktor, der die Behandlungsmöglichkeiten des Einzelnen in dessen Alltag übersetzt und damit den therapeutischen Prozess weiter einübt (ihn konditioniert) und mögliche Rückfälle registriert. Die rehabilitative Pflege schafft somit stabile Verhältnisse.

Oskar Dierbach: Lohnt sich rehabilitatives Pflegen auch bei Pflegebedürftigen im höheren Lebensalter?

Hellmuth Schaffert: Unbedingt! Jahrzehntelang wurde darüber philosophiert, ob therapeutische oder rehabilitative Maßnahmen im höheren Alter überhaupt noch sinnvoll sind. Ich habe allerdings in meiner Berufspraxis selten eine so hohe Bereitschaft zur Veränderung erlebt wie gerade in dieser Altersgruppe. Natürlich muss der Betreffende kognitiv noch dazu in der Lage sein. Aber wenn die Bereitschaft noch da ist, erleben sie oft ein Wunder! Mein ältester Proband mit Schlafstörungen war Anfang 90 und die positive Veränderung war für mich ein Schlüsselerlebnis. In der Altersmedizin kann man sich schließlich keine Zeitverschwendung mehr erlauben.

Oskar Dierbach: Was hat sich in unserer Gesellschaft in den zurückliegenden Jahrzehnten verändert?

Hellmuth Schaffert: Die Familienstrukturen haben in wenigen Jahrzehnten eine gewaltige Veränderung vollzogen: von dem einst homogen gewachsenen Verband hin zu einer Vereinzelung und Individualisierung. Darunter haben natürlich der Zusammenhalt und das Gemeinschaftsgefühl stark gelitten, sodass sich die Generationen zunehmend separiert haben und heute weitestgehend ein autarkes Leben führen. Diese Entwicklung hat die Teilhabe am Leben des anderen aber verändert, sodass wir heute nur noch etwas über den älteren Menschen erfahren, wenn er »in die Pflege geht«.

Aber auch der Pflegebegriff selbst hat sich in unserer Vorstellung gewaltig gewandelt, weil wir kaum mehr über die Entwicklung informiert sind und dann nur noch am »Schlussakkord« der Gebrechlichkeit teilhaben. Und der wird häufig in den schlimmsten Farben ausgemalt: hochgradiger Abbau, Entstellung der Persönlichkeit, Zerfall und fortgeschrittene Demenz. Und das ruft natürlich in unserer Seele gewaltige Ängste hervor, die wir unentwegt abwehren müssen, um uns nicht zu verlieren und nicht vom Strudel der Betroffenheit mitgerissen zu werden. Darum wehrt sich unsere Seele auch sehr erfolgreich mit Abwehrstrategien: Wir vergessen, ignorieren oder übergehen ein wenig herzlos die Lebenssituation des Betroffenen. Das hat die Natur extra für uns eingerichtet.

Nach diesem Modell leben die meisten Menschen und bekommen gar nicht mit, wie vereinsamt und zurückgezogen unsere alten Menschen heute sind. Trotzdem ziehen es die meisten von ihnen vor, ihr biologisches Ende zu Hause zu erleben. Und das sind nach letzter Erhebung immerhin fast 90% (Schöppner, 2022b). Meiner Ansicht nach hängt das ausschließlich am negativen Image der Pflege und an der »Verwahrfunktion«, die das Bild der Heimpflege vermittelt. Und diese Vorurteile lassen sich nun mal nicht so schnell beseitigen, weil in der Tat die Pflegeberufe um Jahrzehnte »zurückhängen« und die Reformen und Veränderungen genauso lange.

Das bedarf schon einer großen Anstrengung, das Bild von der Siechenpflege aufzulösen, um neue innovative Pflegeformen zu ermöglichen. Kreative Ideen gibt es dazu mehr als genug. Und dabei könnte die therapeutisch-rehabilitative Pflege ein wichtiger Baustein sein, weil sie einen individuellen Ansatz vertritt und weil sie der Bedürfnislage älterer Menschen am ehesten gerecht wird.

8.3 Apotheker: Dr. Hermann Liekfeld

Arzt und Apotheker, Inhaber einer Apotheke, deutschlandweite Dozententätigkeit in der Ausbildung von Apothekern sowie von Pflegefachkräften. In der Ev. Altenhilfe begleitet er seit über 20 Jahren die Fachkonsile und schult regelmäßig die Pflegekräfte zu medizinischen und pharmakologischen Themen. Herr Dr. Liekfeld ist seit der Gründung Vorsitzender des Fördervereins für therapeutische Pflege.

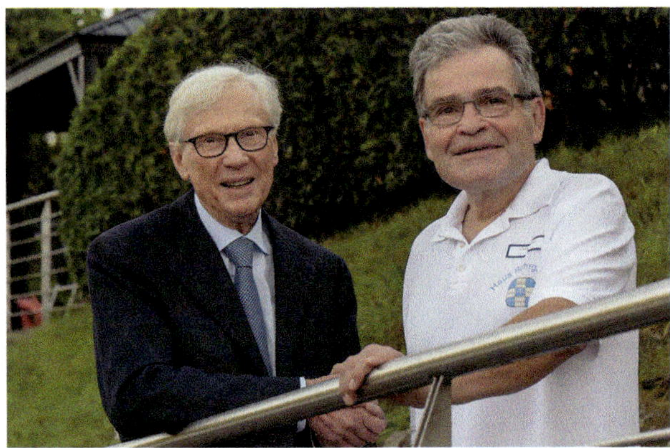

Abb. 42: Herr Dierbach (rechts) und Herr Dr. Liekfeld (links). Seit Jahren arbeiten sie Seite an Seite für Menschen, die medizinische Hilfe und Hoffnungsperspektiven brauchen: der Arzt und Apotheker Dr. Hermann Liekfeld und der Altenpfleger Oskar Dierbach. Sie schauen gerne auf das Geschenk einer gewachsenen Freundschaft. (Foto: Walter Schernstein)

Oskar Dierbach: Herr Dr. Liekfeld, Sie sind Arzt und Apotheker in einer Person und deshalb für uns ein sehr wichtiger Gesprächspartner für den gesamten Prozess der therapeutischen Pflege. Warum ist gerade das pharmakologische Fachwissen für das Erstellen der Anamnese und des Therapieplans so wichtig?

Hermann Liekfeld: Bei der Anamnese einer Krankengeschichte oder Pflegesituation geht es immer auch um Fragen der Medikamentenanalyse. Die Themen Polymedikation, Neben- und Wechselwirkungen von Medikamenten, aber auch spezielle Einnahme- und Anwendungshinweise sind zu besprechen. Hier kann der Apotheker mit seinem Fachwissen helfen.

Oskar Dierbach: Herr Dr. Liekfeld, was sind für Sie wichtige Kriterien einer multiprofessionellen Zusammenarbeit von Apotheker, Pflegefachkräften, Ärzten und Therapeuten?

Hermann Liekfeld: Hier sind vier Punkte essentiell: Vertrauen, Respekt, Kooperationsbereitschaft und Kompetenz. Besonders wichtig ist das gegenseitige Vertrauen, Vertrauen hinsichtlich der Kompetenz des anderen. Jeder sollte als gleichwertiger Partner betrachtet werden, Apotheker und Arzt können selten die Pflegeleistung erbringen, der Pflegende kann möglicherweise medizinisch-pharmakologische Fragestellungen nicht beantworten.

Oskar Dierbach: Was sind Ihre Beobachtungen zu Verträglichkeit von Medikamenten sowie Wechsel- und Nebenwirkungen?

Hermann Liekfeld: Wir dürfen nicht vergessen, dass bei einem alten Menschen Abbau und Ausscheidung eines Arzneimittels mehr oder weniger stark reduziert sind. Beispielsweise nimmt die Nierenfunktion kontinuierlich ab. Es gilt deshalb als Faustregel, dass ein achtzigjähriger Patient aufgrund seiner verminderten renalen Ausscheidungsleistung nur die Hälfte der Medikamentendosierung bekommen sollte wie ein Patient mit 40 oder 50 Lebensjahren.

Ein Beispiel wäre die häufig nicht beachtete Wechselwirkung zwischen nichtsteroidalen Antirheumatika (NSAR), Diuretika und sog. ACE-Hemmern. Alle drei Arzneimittelgruppen vermindern die Nierendurchblutung und können gerade bei bereits eingeschränkter Nierenfunktion die Nierenleistung gefährlich erniedrigen.

Nichtsteroidale Antirheumatika wie Diclofenac, Ibuprofen und Naproxen haben eine sehr gute schmerz- und entzündungshemmende Wirkung und sind daher gerade bei älteren, häufig unter Gelenkschmerzen leidenden Patienten sehr beliebt. Sie sind jedoch auch außerordentlich Magenschleimhaut unverträglich. Selbst die als besser magenverträglich geltenden Coxibe können die Magenschleimhaut empfindlich schädigen.

ACE-Hemmer und Diuretika gelten als Standardtherapie bei Bluthochdruck. Die antihypertensive Wirkung kann jedoch durch NSAR vermindert werden. Eine regelmäßige Blutdrucküberwachung ist zwingend.

Weitere häufig auftretende Arzneimittelnebenwirkungen sind:

- Trockener Hustenreiz bei ACE-Hemmern
- Obstipation bei Antidepressiva, besonders aber bei Opioiden
- Harnentleerungsstörungen bei Psychopharmaka
- Schleimhautschäden durch zu langsame Speiseröhrenpassage bei vielen Antibiotika, insbesondere aber bei den gegen Osteoporose eingesetzten Bisphosphonaten
- Schwindel und Sturzgefahr bei allen zentral wirkenden Medikamenten, wie z. B. den Benzodiazepinen

Oskar Dierbach: Sie schauen auch ganz besonders auf Medikamente, die als Nebenwirkung kognitive Einschränkungen und/oder Sturzgefahr hervorrufen können.

Hermann Liekfeld: Solche Medikamente sind z. B. in der PRISCUS-, FORTA- oder PIM-Liste aufgeführt.

Beispiele von Medikamentengruppen, die kognitive Einschränkungen bewirken können:

- Antihypertensiva bei zu starker Blutdrucksenkung
- Diuretika durch Flüssigkeitsverlust und Hyponatriämie
- Sämtliche anticholinerg wirkenden Arzneimittel, z. B. Antidepressiva, insbesondere der 1. Generation, und sogenannte milde Neuroleptika wie Pipamperon und Melperon
- Antihistaminika, freiverkäufliche Schlafmittel, Spasmolytika/Urologika, z. B. Trospiumchlorid, inhalative Antiasthmatika, z. B. Tiotropiumbromid
- Hypnotika, besonders die lang wirkenden Benzodiazepine wie Diazepam
- Opioide wie Tramadol, Tilidin, Oxycodon und Fentanyl
- Antidiabetika, sofern nächtliche Hypoglykämien auftreten

Der PRISCUS-Liste kann man weitere problematische Arzneimittelgruppen und sinnvolle Alternativen entnehmen.

Oskar Dierbach: Bei der Arzneimittelanalyse achten Sie auch immer auf Fragen der sicheren Anwendung von Medikamenten beim geriatrischen Patienten.

Hermann Liekfeld: Wesentlich bei alten Menschen mit Schluckproblemen ist die Auswahl einer geeigneten Arzneiform. Tropfen, Säfte, lösliche Tabletten sowie Schmelztabletten sind zu bevorzugen. Das Teilen von Tabletten ist generell problematisch wegen möglicher Dosierungsungenauigkeit und Zerstörung von Retardfunktionen. Die Einnahme mit möglichst reichlich wässriger Begleitflüssigkeit ist grundsätzlich anzustreben.

Zahlreiche Medikamente sollten nüchtern eingenommen werden, zwingend ist es bei den o. g. Bisphosphonaten, dem Antibiotikum Fosfomycin, den Protectformen von ASS, Protonenpumpenhemmern und Schilddrüsenhormonen. Dosieraerosole sollten möglichst mit einer Inhalierhilfe angewendet werden. Grundsätzlich wichtig ist: Nur Wirkstoffe, die in voller Dosierung und zum richtigen Zeitpunkt am richtigen Ort im Körper ankommen, können die gewünschte Wirkung entfalten.

8.4 Pflege: Hartmut Handt

Examinierter Altenpfleger, Fachkraft der Gerontopsychiatrie, mit Weiterbildung in der Bewegungstherapie. Er steht seit vier Jahrzehnten im Pflegeberuf und hat als Wohnbereichsleitung maßgeblich am Aufbau der therapeutischen Einzel- und Kleingruppenbetreuung gerontopsychiatrisch veränderter Pflegebedürftiger mitgewirkt.

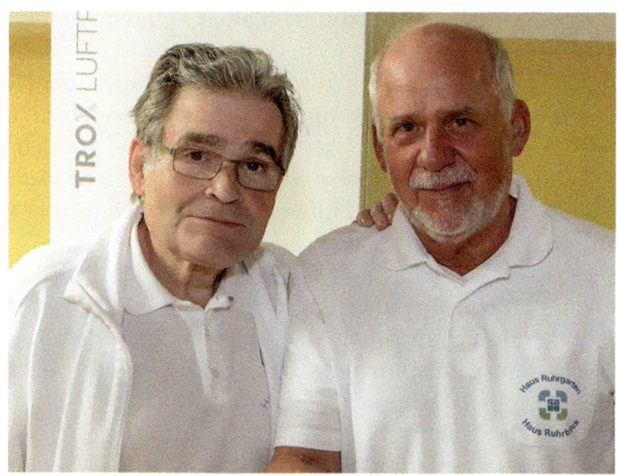

Abb. 43: Herr Dierbach (links) und Herr Handt (rechts). Als junge Männer haben die beiden Altenpfleger parallel im Anerkennungsjahr begonnen und dann fast vier Jahrzehnte gemeinsam gearbeitet und dabei die therapeutische Pflege entwickelt. (Foto: Walter Schernstein)

Oskar Dierbach: Lieber Hartmut, du arbeitest seit vier Jahrzehnten in der Altenpflege und bist immer noch mit Freude und Engagement dabei. Was ist dein Grundverständnis von Pflege an alten Menschen? Was findest du von diesem Grundverständnis in der therapeutischen Pflege wieder?

Hartmut Handt: Also, Altenpflege heißt für mich, den alten Menschen zu dienen, für den alten Menschen da zu sein und die Bedürfnisse des alten Menschen zu befriedigen. Ich bin ja groß geworden hier in der gerontopsychiatrischen Abteilung des Ruhrgartens und habe immer erlebt, wie wichtig es ist, bei dem Menschen zu sein, um ihn z. B. angstfrei durch den Tag zu bringen. Das ist eben gerade bei den gerontopsychiatrisch veränderten Menschen mit einer Demenz wichtig, ihnen die Angst zu nehmen und dadurch auch Aggressionen abzubauen und Medikamente einzusparen.

Ich erlebe jetzt in einem anderen Wohnbereich, wie wichtig es für orientierte Menschen ist, sie nicht aufzugeben, sondern sie zu begleiten mit therapeutischen Maßnahmen wie Physiotherapie, Ergotherapie, Logopädie und was es so alles gibt.

Ich erlebe momentan, was für ein Gewinn es für den Bewohner ist, wenn man ihm oder ihr Hoffnung gibt durch therapeutische Pflege.

Man darf Menschen nicht aufgeben, egal welche Diagnosen bestehen. Man muss die Menschen begleiten. Dann wird deutlich, dass es sich lohnt, für die Menschen da zu sein und das alles, was man an ihnen und mit ihnen gemeinsam tut, Sinn macht. Denn so können die Menschen zufriedener sein und auch hier im Altenheim ein erfülltes Leben führen.

Oskar Dierbach: Was denkst du, muss jemand als Grundkompetenz mitbringen, damit überhaupt so eine Begegnung mit dem alten Menschen möglich ist?

Harmut Handt: Also, ganz einfach gesagt, würde ich mal sagen, das Herz am rechten Fleck ist das Wichtigste. Das ist so eine Aussage, die ich aber noch ein bisschen weiter erklären möchte. Also für mich ist das einfach wichtig: Mensch bleiben, dem Menschen zugewandt sein, den Menschen zu sehen und auch hinzugucken, was mit dem Menschen los ist, um dann auch Hilfestellung zu geben. Damit wird man auch selber glücklich.

Jeder Mensch hat etwas Nettes und Sympathisches, ich habe noch keinen Bewohner erlebt, wo ich nicht irgendwie sagen könnte, für den möchte ich gerne da sein. Das verstehe ich unter Empathie: Die Zugewandtheit dem Menschen gegenüber, die Bereitschaft zu geben, für ihn da zu sein. Das sind für mich die Grundvoraussetzungen, die müssen stimmen.

Natürlich ist auch das Handwerkszeug wichtig, also eine gute Ausbildung. Nur dann kann man sehen, was ist erforderlich für den einzelnen Menschen. Und wenn ich dann das Handwerkszeug habe, den Kasten aufmache und das richtige Werkzeug rausnehme, dann kann ich Menschen auch professionell noch besser unterstützen.

Oskar Dierbach: Nun sind wir beide ja in einem Alter, in dem wir dabei sind, möglicherweise die Seiten zu wechseln: von der Pflegerseite hin zu der vielleicht irgendwann zu pflegenden, zu betreuenden Seite. Wie müsste Pflege aussehen, damit du bereit wärst dort hinzugehen, zu leben, sie an dir geschehen zu lassen?

Hartmut Handt: Ich möchte so wahrgenommen werden, wie ich bin. Ich möchte ernst genommen werden. Ich möchte, dass man genau hinguckt. Was ist das für ein Mensch? Was möchte der? Was für Wünsche hat der? Und ich möchte, dass die Wünsche dann auch weitestgehend befriedigt werden, bei allen Unzulänglichkeiten, die es gibt. Ich möchte, dass man mich ernst nimmt, dass man mir gegenüber wahrhaftig ist und dass man mir jeden Wunsch von den Augen ablesen könnte. Aber das weiß ich, das geht nicht. Aber ich möchte schon, dass man meine Stärken und Schwächen erkennt und vielleicht meine Stärken nutzt und meine Schwächen stärkt. Das wäre schön, dass ich mich dann auch im Alter ernst genommen fühle und mich dann auch wohlfühle.

8.5 Pflege: Mandy Blum

Examinierte Pflegefachkraft der jüngeren Generation

Oskar Dierbach: Liebe Frau Blum, ich frage jetzt einfach mal ganz direkt: Wieso haben Sie sich als junge Pflegefachkraft entschieden, hier in der Ev. Altenhilfe Mülheim an der Ruhr gGmbH zu arbeiten?

Mandy Blum: Ich habe den Beruf gewählt, weil ich mit Menschen arbeiten will – und nicht mit der Dokumentation oder in der Verwaltung. Und das erlebe ich hier, dass ich mich wirklich viel um die Bewohner kümmern kann. Hier steht erstmal der Mensch im Mittelpunkt, und dann kommt die Doku. Das ist leider nicht überall so.

Die Kolleginnen und Kollegen in der Pflege kümmern sich um die Bewohner, sie sind wirklich interessiert, dass es den Menschen besser geht. Wir alle begegnen den Bewohnern mit Wertschätzung und wir versuchen so gut wie möglich deren Wünsche umzusetzen. Das geht natürlich nicht immer, aber oft. Wichtig ist dabei die Bezugspflege, denn so können die Pflegekräfte eine gute, vertrauensvolle Beziehung zu den Bewohnern aufbauen.

Schön ist auch, dass die Betreuung hier im Haus hundertprozentig für die Bewohner da ist und nicht in der Küche o.ä. eingesetzt wird. Dadurch haben die Bewohner (fast) immer eine Ansprechpartnerin und fühlen sich gut aufgehoben.

Und was ich auch gut finde, ist die Sicht auf die Medikamente. In Zusammenarbeit mit dem Neurologen und dem Apotheker setzen wir oft Medikamente ab. Dadurch haben die Bewohner häufig ein ganz anderes Lebensgefühl, sind wieder wach, sind wieder motiviert, am Leben teilzunehmen.

Oskar Dierbach: Trotz allem, welche Wünsche und Verbesserungsvorschläge hätten Sie an die Situation in der Pflege, damit es Ihnen auch in 20 Jahren noch Spaß macht?

Mandy Blum: Das Wichtigste wäre mehr Zeit für die Arbeit mit den Bewohnern. Mehr Personal wäre wunderbar, höhere Pflegeschlüssel sollten ein Ziel sein. Dafür könnte z.B. die Dokumentation vereinfacht werden.

Auch als Fachkraft möchte ich direkt mit den Bewohnern arbeiten. Ich glaube nicht, dass ich gut leiten, planen und dokumentieren kann, wenn ich die Bewohner gar nicht selber aus der Pflegesituation kenne. Von daher ist mir wichtig, dass ich als Pflegefachkraft weiterhin auch pflegerisch arbeiten kann.

Oskar Dierbach: Was heißt für Sie Rehabilitation im Altenheim, wie verstehen Sie unser Pflegemodell?

Mandy Blum: Vor allem heißt das für mich Wertschätzung. Denn damit wird der einzelne Mensch ernst genommen und nicht aufgegeben. Er kann zurück ins Leben kommen, egal ob hier im Heim oder falls er wieder nach Hause kann. Es geht um Selbstständigkeit, die mit den verschiedenen Therapien wiederhergestellt werden soll. Es ist schön und auch motivierend, wenn ich Menschen sehe, die wir wirklich wieder auf die Beine bringen, die wieder Lebensmut fassen und sich Ziele setzen.

Da könnte ich jetzt schöne Beispiele erzählen: Ein neuer Bewohner, der sich im Krankenhaus völlig aufgegeben hat, der findet bei uns durch die persönliche Ansprache und das soziale Leben wieder Lebensmut. Oder eine Bewohnerin, die sich fest vorgenommen hat, wieder nach Hause zu gehen und täglich daran trainiert – weil sie hier die Möglichkeit dazu hat.

Oskar Dierbach: Wie erleben Sie die Zusammenarbeit der verschiedenen Professionen?

Mandy Blum: Im Großen und Ganzen läuft die Zusammenarbeit gut. Am Anfang war ich unsicher, als ich im Konsil saß, aber mittlerweile komme ich gut damit klar. Wichtig ist mir vor allem der gute Kontakt im Team des Wohnbereiches, der Austausch mit der Betreuung und natürlich der ständige Kontakt zu den Ärzten. Auch mit den Therapeuten bin ich häufig im Gespräch und wir überlegen, was wir für einen Bewohner noch tun können. Das ist sehr motivierend.

8.6 Betreuung: Claudia Wirtz

Betreuungskraft in der therapeutischen Pflege mit Zusatzqualifikation in der Musikgeragogik

Oskar Dierbach: Können Sie vielleicht erläutern, was Ihre persönliche Motivation für die Arbeit als Betreuungskraft ist?

Claudia Wirtz: Ursprünglich habe ich im Büro gearbeitet, sehr lange bei einem ambulanten Pflegedienst. Da hatte ich immer wieder Kontakt zu Angehörigen und auch zu Pflegebedürftigen. Aus diesen Gesprächen entstand dann im Laufe der Zeit mein Wunsch, mehr mit Pflegebedürftigen zu arbeiten. Also bin ich dann bei diesem Arbeitgeber in die ambulante Betreuung gegangen, später in die Tagespflege. Und ich habe sehr schnell gemerkt, das ist genau das Richtige für mich. Ich kann mich dem einzelnen Menschen widmen, mit Empathie auf die jeweilige Situation eingehen, Menschen auch in schwierigen Situationen begleiten.

Irgendwann habe ich mich hier in der Pflegeeinrichtung beworben, weil ich gerne kontinuierlicher, intensiver mit den Pflegebedürftigen arbeiten wollte, als ich es im ambulanten Dienst oder in der Tagespflege konnte. Außerdem kann ich hier mein zweites Standbein, die Musikgeragogik, sowohl in der Gruppen- als auch in der Einzelarbeit realisieren.

Oskar Dierbach: Was macht die besondere Bedeutung der Betreuungsarbeit aus? Was schätzen Sie an der Arbeitssituation hier im Haus?

Claudia Wirtz: Die soziale Betreuung hilft den Bewohnern, sich hier zuhause zu fühlen. Wir begleiten die Mahlzeiten, wir sind jederzeit als Ansprechpartnerinnen für die großen und kleinen Sorgen da, wir sorgen für ein Gruppengefühl, wir bringen mit Aktivierungsrunden etc. Abwechslung in den Alltag. Mit Gedächtnistraining, Bewegungsrunden oder Angeboten wie gemeinsamem Backen arbeiten wir natürlich auch ein bisschen therapeutisch oder vielleicht besser gesagt aktivierend, stabilisierend und motivierend. Hier in der Ev. Altenhilfe ist es schön, dass wir die nötige Zeit haben, auch mal ein Einzelgespräch zu führen oder bei einem Bettlägerigen einfach nur da zu sein.

Ich finde es auch gut, dass ich frei bin in der Gestaltung meiner Angebote. Ich wähle selber Themen aus und was ich zu dem Thema mache. Das ist alles meine Entscheidung. Ich kann in den Aktivierungsrunden auf die jeweilige Gruppensituation eingehen: Brauche ich vielleicht kleinere Einheiten für verschiedene Interessen oder Fähigkeiten?

Ich bin in zwei verschiedenen Wohnbereichen unterwegs. Im Bereich der Gerontopsychiatrie bin ich als Musikgeragogin in der Einzel- und in der Gruppenarbeit aktiv. In der Kleingruppe kann ich sehr gut auf einzelne Bedürfnisse eingehen, noch besser natürlich in der Einzelbegegnung. Und dadurch erreiche ich, dass der einzelne Bewohner entspannende, fröhliche, belebende Momente erlebt.

Zur Rolle der Musik kann ich noch sagen, dass mit Musik ein Erleben bei den Menschen möglich ist, das anders kaum erreicht werden kann. Die Musik, die ich biografisch ausrichte, ganz nach Wunsch, öffnet Gefühle, Erinnerungen, Wohlbefinden. Das ist immer wieder beeindruckend und natürlich sehr motivierend.

Oskar Dierbach: Wie bauen Sie den Kontakt bei neuen Bewohnern auf?

Claudia Wirtz: Zum einen bekomme ich von Anfang an Informationen von der Pflege. Wer zieht da ein, was wissen wir schon über ihn oder sie? Und dann lerne ich die Menschen kennen, indem ich beim Frühstück dabei bin, mich unterhalte, nach Vorlieben und Abneigungen frage, wir ins Gespräch kommen. Das geht dann sehr schnell ins Biografische und damit können wir die Menschen eigentlich immer gut erreichen. Auch in Einzelgesprächen, die ich zwischendurch führe, erfahre ich viel und baue ein Vertrauensverhältnis zu neuen Bewohnern auf.

Dabei ist insgesamt das Entscheidende, dass ich die Zeit dafür habe. Natürlich geht das nicht immer, die Zeit für ein ruhiges Gespräch muss ich mir schon mal irgendwie nehmen, das ist nicht immer so einfach. Aber im Allgemeinen kriegen wir das auch als Team hin, dass mal Raum ist für individuelle Zuwendung. Mir hilft auch oft die Musik dabei, mit Menschen in einen guten Kontakt zu kommen. Wie gesagt, die Rolle der Musik ist sehr wichtig, sei es in der Gruppe oder in der Einzelbegegnung.

Oskar Dierbach: Sehen Sie sich als Betreuungskraft als Teil des gesamten Teams der therapeutischen Pflege? Sind Sie im Austausch mit Pflege und Therapie?

Claudia Wirtz: Ja, das ist auch etwas, was hier gut funktioniert. Ich bin zweimal in der Woche in der Übergabe dabei, in der ich mit der Pflege über die einzelnen

Bewohner spreche. Da tauschen wir Informationen aus, gerade bei neuen Bewohnern geht es dann auch darum, wie sich jemand hier fühlt, ob wir noch etwas tun können, um den Eingewöhnungsprozess zu stärken. Und wir sind zwischendurch im Alltag immer im Gespräch, mal eben auf dem Flur informiert man den anderen. Auch die Betreuungskräfte untereinander haben regelmäßige Besprechungen, ein sehr wichtiger Austausch.

Und genauso spreche ich viel mit den Therapeuten, wir reden über Motivation der Bewohner, Probleme und Möglichkeiten, diese zu beheben. Die Therapeuten geben mir auch Tipps, was ich z. B. in meinen Runden einbauen oder was ich beim Essen reichen beachten kann etc.

Natürlich ist auch die Dokumentation wichtig, in die wir alle Infos eintragen und wo wir etwas nachlesen können. Ich glaube nicht, dass es überall so selbstverständlich ist, dass alle auf Augenhöhe miteinander arbeiten. Das schätze ich hier sehr.

8.7 Physiotherapie: Markus Müller

Physiotherapeut, mit ausgewiesener Kompetenz im Umgang mit Hochbetagten und gerontopsychiatrisch veränderten Menschen.

Oskar Dierbach: Vielleicht können Sie uns kurz die besonderen Aufgaben der Physiotherapie im höheren Lebensalter erläutern?

Markus Müller: Das sind verschiedene Indikationen: zum einen neurologische Krankheitsbilder wie Parkinson oder Schlaganfall, aber natürlich auch Arthrose oder Frakturen nach Stürzen. Bei Frakturen besteht ein kürzerer Behandlungsbedarf, bei neurologischen Erkrankungen wie Parkinson oder nach Schlaganfall geht es um eine fortdauernde Behandlung.

Im Altenheim ist das Hauptziel meistens die Wiederherstellung größtmöglicher Selbständigkeit. Und entgegen so manchem Vorurteil: Egal wie alt jemand ist, man kann eigentlich immer noch Verbesserungen erreichen. Auch bei Menschen mit fortgeschrittener Demenz, da muss der Therapeut immer wieder neu den Zugang finden, da ist eine höhere Aufmerksamkeit erforderlich.

Oskar Dierbach: Wie kommt ein Physiotherapeut dazu, nahezu ausschließlich im Altenheim zu arbeiten, was ist das Besondere?

Markus Müller: Die Bewohner sind sehr dankbar, sie sind fast immer sehr motiviert. Manche brauchen eine Anlaufzeit, aber im Endeffekt arbeiten wir mit den Menschen an einem gemeinsamen Ziel. Und wir freuen uns gemeinsam über die Fortschritte.

Oskar Dierbach: Was ist für Sie das Besondere am therapeutisch-rehabilitativen Pflegemodell, das wir hier in der Ev. Altenhilfe Mülheim an der Ruhr gGmbH verwirklicht haben?

Markus Müller: Sehr gut ist die enge Zusammenarbeit mit den anderen Therapeuten und dem Pflegepersonal, alle haben ein gemeinsames Ziel. Hier ist der Therapeut kein Einzelkämpfer, der zweimal die Woche kommt, sein Programm absolviert und dazwischen passiert nichts für den Bewohner. In der Ev. Altenhilfe ist der Therapeut in den Therapie- und Behandlungsplan eingebunden und er gibt Infos an die Pflege weiter. Die Bewohner bekommen viel mehr Therapie als in anderen Häusern. Durch die gute Zusammenarbeit mit den Ärzten haben wir für alles, was sinnvoll ist, Verordnungen. Und darüber hinaus gibt es weitere Therapien, die der Förderverein bezahlt. Die Pflege arbeitet zwischendurch auch noch therapeutisch mit dem Bewohner. Das bedeutet, dass die Pflege im Therapieprozess engagiert ist, das ist einzigartig in dieser Einrichtung. Auch der Raum für Bewegungstherapie und dessen Ausstattung ist einzigartig und sehr sinnvoll.

Ein weiterer Aspekt, den ich so konsequent nur hier finde: In dieser Einrichtung werden sehr aktiv bestehende Übermedikationen abgebaut. Dadurch sind viele Bewohner oft erst in der Lage, physiotherapeutisch zu arbeiten. Übermäßige Sedierungen etc. verhindern in anderen Häusern eine erfolgreiche Therapie.

Oskar Dierbach: Mich interessiert noch Ihre Sicht auf die multiprofessionelle Kooperation. Wie erleben Sie die Zusammenarbeit?

Markus Müller: Die Physiotherapie ist vom ersten Moment an eingebunden. Bei neuen Bewohnern kommt oft schon vom sozialen Dienst vorab eine Info, welchen Bedarf an Physiotherapie jemand voraussichtlich hat. Dann können wir am ersten oder zweiten Tag nach Einzug mit der Therapie beginnen, weil ich unmittelbar Rezepte anfordern kann. Genauso bin ich von Anfang an im Austausch mit dem Pflegepersonal und den anderen Therapeuten, z. B. der Ergotherapie. So können wir gemeinsam Therapieziele entwickeln und mit dem Bewohner kommunizieren. Sehr wichtig ist auch die Teilnahme am Eingangskonsil und an weiteren Konsilen, der Austausch mit Ärzten etc.

Während meiner Arbeit bin ich in ständigem, täglichem Austausch mit allen beteiligten Berufsgruppen. In Gesprächen auf dem Flur, im Schwesternzimmer, in der Bewegungstherapie tauschen wir uns aus. Dabei geht es auch um die aktuelle Verfassung des Bewohners, ob heute überhaupt Therapie möglich ist. Diese Flexibilität ist sehr wichtig, ich kann auf die Tagesform reagieren und z. B. später oder am nächsten Tag wiederkommen. Oder auch Flexibilität in Bezug darauf, ob man die Therapie besser zu zweit macht. Es gibt z. B. Bewohner, die sind beim Lauftraining sicherer, wenn wir zu zweit sind. Das wird zwischen den Therapeuten koordiniert und funktioniert gut.

8.8 Ergotherapie: Sarah Daudert

Staatlich examinierte Ergotherapeutin mit großer Expertise für den therapeutischen Umgang mit Hochbetagten und gerontopsychiatrisch veränderten Menschen. Sie führt eine eigene Praxis für Ergotherapie und ist Dozentin für Pflegekräfte und pflegende Angehörige.

Oskar Dierbach: Was genau ist das Ziel von Ergotherapie, vor allem bei hochaltrigen Menschen?

Sarah Daudert: Die Ergotherapie allgemein hat das Ziel, Menschen wieder für den Alltag zu befähigen. Damit möchte die Ergotherapie Selbstständigkeit und Selbstbestimmung des Einzelnen fördern. Wir orientieren uns an den Zielen des Patienten: Das sind übergeordnete Ziele wie Kraft und Ausdauer, aber auch Wiedererlangung der Feinmotorik wie z. B. mit den Händen etwas greifen zu können. Das ist dann gezieltes Alltagstraining. Es geht aber auch um optimale Lagerung, z. B. im Rollstuhl oder im Bett. Die Ergotherapie arbeitet gleichzeitig auch an kognitiven Fähigkeiten, um beispielsweise Abläufe und Koordination wieder zu ermöglichen. Die Ergotherapie hat große Schnittmengen mit der Physiotherapie, ist aber nicht nur auf Mobilität konzentriert. Dabei ergänzen sich Physio- und Ergotherapie hervorragend.

Ich arbeite mit Bewohnern viel im Einzeltraining, aber auch in der Gruppe. Wir haben hier in der Ev. Altenhilfe Mülheim an der Ruhr z. B. eine Parkinsongruppe, in der gemeinsam an den Defiziten gearbeitet wird, die diese Krankheit hervorruft. In der Gruppe bringt das gemeinsame Erleben einen großen Motivationsschub, das ist für die Bewohner sehr belebend und ermutigend. Ein bisschen Wettbewerb untereinander, gemeinsames Lachen und echte Erfolgserlebnisse sind für alle Beteiligten ein großer Gewinn.

Oskar Dierbach: Sie persönlich haben den Schwerpunkt Bobath-Training. Können Sie das kurz erläutern?

Sarah Daudert: Ergotherapie nach dem Bobath-Konzept orientiert sich an den normalen Bewegungsabläufen und schaut auf die Ursache für eine Störung, nicht nur auf die Symptome. Ziel ist, dem Patienten möglichst viel normale Bewegungsabläufe zu ermöglichen. Das Bobath-Konzept ist ein 24-Stunden-Konzept. Das Training sollte über den Tag hinweg von allen Berufsgruppen in der Einrichtung durchgeführt werden. Also soll z. B. die Lagerung eines Armes durchgehend so geschehen, wie es die Ergotherapeutin mit dem Bewohner erarbeitet hat. Das Essen soll entsprechend der Symptomatik (z. B. über die betroffene Körperseite) angereicht werden, das Bett soll richtig stehen etc. So bekommt das Nervensystem durchgehend die richtigen Reize.

Oskar Dierbach: Mit Ihrer Erläuterung des Bobath-Konzeptes sind wir direkt bei meiner nächsten Frage. Welche Bedeutung hat die multiprofessionelle Kooperation und wie setzen Sie diesen Anspruch um?

Sarah Daudert: Da ich möchte, dass alle Berufsgruppen ergotherapeutische Impulse umsetzen, bin ich in ständigem Austausch. Dabei geht es natürlich um andere Therapeuten, um die Pflegenden, aber auch um Betreuungskräfte und Hauswirtschaft. Denn alle sind mit dem Bewohner in Kontakt und sehr wertvolle Partner, um wirklich über den ganzen Tag Impulse zu setzen. In der direkten Kommunikation mit Pflege und anderen Therapeuten werden Therapieschwerpunkte und Ziele für den Bewohner definiert. Auch in die Konsile fließen Erkenntnisse und Ideen der Ergotherapie ein.

Oskar Dierbach: Wie schaffen Sie es, die Bewohner zur Mitarbeit zu motivieren?

Sarah Daudert: Bei neuen Bewohnern bekomme ich von der Pflege erste Infos, im direkten Gespräch und aus der Dokumentation. Außerdem führe ich gemeinsam mit dem Physiotherapeuten ein Erstgespräch mit dem neuen Bewohner.

Viele Bewohner wissen, dass in dieser Einrichtung aktiv therapeutisch-rehabilitativ gearbeitet wird und sind von daher grundlegend motiviert. Aber die Fähigkeiten und Ressourcen sind oft verdeckt, wenn sie in die Einrichtung kommen, sie sind oft in einem schlechteren Zustand als eigentlich möglich wäre. Die Ergotherapie hat den Anspruch, verborgene Ressourcen aufzudecken und auszureizen. Das führt wiederum zu mehr Motivation: Die Menschen erleben das kontinuierliche Interesse der Therapeutin und lassen sich dann verstärkt auf die Therapie ein.

Häufig ist auch der Ausblick, wieder Teil der Gemeinschaft zu sein, Teil eines sozialen Gefüges zu sein, ein Anreiz für die rehabilitative Arbeit. Dadurch wandelt sich dann der therapeutische Ansatz, z. B. geht es erst mehr um psychische Probleme wie eine Depression, durch Compliance und Motivation kann nach einiger Zeit zur Mobilitätsförderung übergegangen werden.

Oskar Dierbach: Gibt es Möglichkeiten der Ergotherapie, die nicht von heutigen Kassenleistungen abgedeckt sind?

Sarah Daudert: Insgesamt ist es so, dass verordnungsfähige Behandlungsdauer und Behandlungshäufigkeit nicht ausreichen, um nachhaltige Erfolge zu erzielen. Zum Beispiel brauche ich bei Menschen, die das realistische Ziel der Rückkehr in die eigene Häuslichkeit haben, häufig intensivere Trainingsmöglichkeiten.

Oskar Dierbach: Ist das therapeutisch-rehabilitative Konzept für Sie als Ergotherapeutin sinnvoll? Was ist in der Ev. Altenhilfe besonders?

Sarah Daudert: Das breite Therapieangebot ergänzt sich hervorragend. Wir arbeiten miteinander, für die Bewohner. Auf die interdisziplinäre Zusammenarbeit wird explizit Wert gelegt, also Pflege, Betreuung, Ärzte, Therapie etc. Ich erlebe außerdem eine andere Einstellung der Pflege, auch hier liegt der Fokus auf Verbesserungen für den Bewohner. Das Raumkonzept ist auf die therapeutische Arbeit ausgerichtet, der spezielle Raum der Bewegungstherapie ist essentiell.

Die vielen Gruppenangebote und Aktivitäten auf den Wohnbereichen sind für Bewohner oft ein Anreiz, wieder mehr am sozialen Leben teilzunehmen, wieder Spaß am Leben haben zu können. Wir führen bei Bedarf auch eine Wohnraumbetrachtung durch, um das eigene Zimmer optimal zu gestalten. Dann können wir als Therapeuten mit motivierten Menschen arbeiten, das bringt uns natürlich auch sehr viel Spaß und Bestätigung.

Wichtig ist mir außerdem die Flexibilität in der therapeutischen Arbeit. Wir richten uns nach der jeweiligen Tagesform des Bewohners, nicht nach einem starren Stundenplan. So werden wir den Menschen gerecht.

8.9 Logopädie: Britta Lienert

Dipl.-Pädagogin mit Schwerpunkt Sonderpädagogik und Rehabilitation für Sprache

Oskar Dierbach: Liebe Frau Lienert, wenn wir an Diagnosen denken, für die es verordnungsfähige Logopädie gibt, auch für Menschen, die im Pflegeheim sind, dann fallen mir Hirnblutungen und Schlaganfall als Erstes ein. Welche verordnungsfähigen Diagnosen kennen Sie sonst noch, für die Sie ein Rezept bekommen, mit dem Sie dann in ein Pflegeheim gehen können?

Britta Lienert: Parkinsonpatienten und demenziell erkrankte Patienten, wobei da ist immer die Schwierigkeit, inwiefern ist die Demenz schon fortgeschritten, kann ich noch therapeutisch mit dem Patienten arbeiten. Bei der Demenz geht es darum, dass die Patienten vergessen zu schlucken. Es entsteht eine Schluckstörung.

Bei Parkinson ist die Logopädie sehr wichtig, weil die Mundmotorik sonst sehr nachlässt. Damit die Patienten weiterhin artikulieren können, muss die Muskulatur, also die Mundmuskulatur, die Zungen- und Lippenmuskulatur, erhalten bleiben. Nur dann sind eine gute Aussprache, Artikulation, Gestik und Mimik möglich. Denn Sie wissen ja, die Parkinsonpatienten, die haben irgendwann eine »Gesichtsmaske«. Man liest so viel von der Gestik und Mimik ab, da ist eine frühzeitige Intervention notwendig.

Oskar Dierbach: Wie kann Pflege zum Erfolg der logopädischen Therapie beitragen? Was wünschen Sie sich von den Mitarbeitenden in der Pflege, damit Ihre Therapie, wenn Sie ins Heim kommen, gelingen kann?

Britta Lienert: Dass die vielleicht auch darauf achten, wenn ich z. B. mit den Patienten mundmotorische Übungen mache, dass die eventuell beim Zähneputzen oder vor dem Spiegel stehen diese Übungen auch anwenden. Aber es ist natürlich schwierig, einfach vom ganzen Zeitaufwand her, dass die Pflege noch die fünf Minuten für die Übungen einbaut.

Oskar Dierbach: Und sind Sie bereit, einzelnen Pflegemitarbeitern das kurz zu erklären, zu zeigen? Haben Sie da schon positive Erfahrungen gemacht, dass man bereit ist mitzumachen, dass man sich interessiert für Ihre Arbeit?

Britta Lienert: Klar, gar kein Problem. Ein Beispiel: Frau E. aus der Wohngruppe eins. Da habe ich festgestellt, sie muss ihre Heißgetränke angedickt bekommen und da wird jetzt auch drauf geachtet und die gute Dame sagt dann auch: »Ach, wenn die das vergessen, dann sag ich da schon Bescheid.«

Oder dass ich der Frau S. immer gesagt habe, dass man sich, wenn man den Kopf beim Schlucken senkt, weniger verschluckt. Sie haben ja vorne die Luftröhre im Hals und hinten die Speiseröhre. Wenn Sie den Kopf nach unten senken beim Schlucken, verringern Sie den Zugang zur Luftröhre und es kann weniger aspiriert werden.

Oskar Dierbach: Gibt es ein Beispiel, eine Erfahrung, ein Bild, das Sie aus der Pflegeeinrichtung mitnehmen und sagen: Das hat mich besonders gefreut, da habe ich erlebt, dass meine Arbeit richtig erfolgreich war und dass es richtig gut war, dass wir diesen Weg gegangen sind?

Britta Lienert: Es gibt immer wieder kleine Erfolge. Das sehe ich und die Patienten berichten mir auch ihre Erfolge. Zum Beispiel: »Immer, wenn ich jetzt was esse oder was trinke, sehe ich zu, dass ich den Kopf nach unten nehme.« Ich kriege es aber auch von manchen Pflegekräften hier widergespiegelt, dass die sagen: »Mir ist aufgefallen, dass die Patientin, auch wenn ich nicht beim Essen reichen dabei bin und nochmal dran erinnere, dass die die Tipps von alleine umsetzt. Und das finde ich super.«

Oskar Dierbach: Haben Sie einen besonderen Wunsch an unsere Pflegeeinrichtung, was könnten wir noch besser machen, damit die Zusammenarbeit zwischen uns noch besser geschieht?

Britta Lienert: Ich finde, hier funktioniert vieles sehr gut. Ich sage auch immer zu meiner Chefin, die zwei Häuser, wo ich jetzt nur noch hinfahre, da will ich auch weiter hinfahren, weil das läuft da. Das funktioniert, sei es von den Verordnungen her, sei es, wenn ich irgendwas an Berichten aus dem Krankenhaus brauche. Manchmal kriege ich auch schon vorab, bevor ich den Patienten sehe, per Fax den aktuellen Krankenhausbericht. Was ist gewesen, was liegt an? Und das erleichtert die Arbeit natürlich ungemein. Und so was habe ich in anderen Häusern nicht gehabt.

Oskar Dierbach: Frau Lienert, wir haben über Sprechübungen und über Schluckübungen gesprochenen, aber Logopädie kann noch mehr.

Britta Lienert: Logopädie beschäftigt sich auch mit Patienten, die Stimmstörungen haben, hauptsächlich in Sprechberufen, aber auch mit anderen Patienten, die aufgrund falscher Atmung die Stimme verlieren oder beim Sprechen falsch ausatmen und somit dann auch schneller heiser werden, die Stimme weniger belastbar ist. Habe ich selten bei den älteren Patienten, vielmehr in Sprechberufen, sei es Telefonisten, Lehrer, Erzieher und so weiter.

Herr Dierbach: Wann sind aber auch Atemübungen bei älteren Menschen sinnvoll?

Britta Lienert: Zum Beispiel bei bettlägerigen Patienten oder im Rollstuhl, da hat man selten die Bauchatmung, sondern hauptsächlich die Brusthochatmung und somit ist es alles nicht mehr physiologisch, was da abläuft. Da kann die Logopädie auch gut helfen.

8.10 Motopädie: Karla Wischmann-de Dios

Gymnastiklehrerin, Motopädin, Heilpraktikerin, Coach. Sie verbindet mit hoher Kompetenz Elemente der Bewegungs- und der Gesprächstherapie, sodass ein großer Synergieeffekt in der ganzheitlichen Therapie von Körper, Geist und Seele entsteht.

Oskar Dierbach: Zum Einstieg möchte ich Sie fragen: Was ist Ihnen besonders wichtig, wenn Sie als Motopädin auf einen Menschen neu zugehen?

Karla Wischmann: Für mich ist wichtig, dass ich erfahre, was für den Bewohner wichtig ist. Wenn ich zu einem neuen Bewohner Kontakt aufnehme, dann sehe ich zuerst das äußere Bild. Ich sehe die Mimik, ich sehe die Körperhaltung. Ich finde heraus, ob der Bewohner orientiert ist oder nicht, fühlt er sich verloren, ist er auch orientierungslos den Räumlichkeiten gegenüber? Dann versuche ich in kleinen Schritten Vertrauen aufzubauen.

Ein Beispiel: Der Bewohner sitzt im Rollstuhl und möchte wieder laufen, da gilt es, eine Motivation zu finden. Ich sage dann: »Lassen Sie uns etwas probieren, Sie geben das Tempo vor und ich begleite Sie erst einmal nur und mache höchstens Vorschläge, was wir verbessern können.«

Oskar Dierbach: Also das, was nachher die Therapie leitet, dass der Bewohner den Takt vorgibt: Das beginnt schon ganz am Anfang im Gespräch. Sie stülpen nicht irgendetwas über, sondern Sie sind die Hörende, die sich Einfindende, die sich Einfühlende. Ist das der Grundgedanke der Motopädie?

Karla Wischmann: Motopädie ist grob gesagt das Ganzheitliche: die Pädagogik, die Motorik und das psychische Empfinden. Durch eine bestimmte Motivationshaltung der Therapeutin wird der Bewohner angeregt in die Motorik, in die Bewegung zu kommen. Das ist zum einen die tatsächliche Bewegung, es ist aber eben auch die geistige Bewegung.

Oskar Dierbach: Was sind Ihre Werkzeuge des individuellen Zugangs?

Karla Wischmann: Ganz zentral ist der Versuch, meine Motivation auf die Bewohner zu übertragen, sie anzustecken mit Leichtigkeit, mit Fröhlichkeit und auf diesem Wege die Menschen wieder zu motivieren.

Ein Beispiel: Ich bringe einen Luftballon mit und sehr schnell ist der Raum erfüllt mit Unbeschwertheit und Lachen. Die Bewohner entspannen sich und sind durch den Aufforderungscharakter des Luftballons, des Spiels, motiviert mit Händen und Füßen den Ballon zu erreichen. Die körperlichen Einschränkungen treten in den Hintergrund. Bewegungen werden mit Freude ausgeführt, die unter anderen Umständen als unangenehm empfunden würden. Durch den ganzheitlichen Ansatz Körper, Geist und Seele versuche ich, die eigene Motivation im Bewohner zu wecken. In der Kombination aus Gespräch und Bewegung kann der Bewohner für sich eigene Ressourcen und positive Ziele entdecken und formulieren.

Oskar Dierbach: Das therapeutische Pflegemodell sieht das ganzheitliche Arbeiten auch in der Kooperation zwischen Pflege/Betreuung und den verschiedenen Therapien. Wie sieht da die Rolle der Motopädie aus?

Karla Wischmann: Da fallen mir Bewohner ein, die begannen durch die Physiotherapie wieder zu laufen, aber die eigene Motivation fehlte. Dann geht diese Fähigkeit nach Auslaufen einer Verordnung wieder verloren. Ich habe die Zeit und die Möglichkeit, mich um diese Bewohner zu kümmern und sie zu motivieren, mit der therapeutischen Arbeit weiterzumachen. Von daher kann die Motopädie die Erfolge der Ergo- und Physiotherapie zusammenhalten und verstetigen. Deshalb ist Motopädie im Altenheim so sinnvoll.

Ich kann situativ arbeiten, ich muss kein Rezept abarbeiten, sondern ich habe die Freiheit, individuelle Wege für und mit dem Bewohner zu entwickeln. Es gibt keine fest definierten Abläufe. Ich arbeite so lange mit jemandem, wie ich es für nötig halte – und nicht so lange, wie die Verordnung gilt.

Oskar Dierbach: Was ist für die multiprofessionelle Zusammenarbeit im Team wichtig, damit es ein Erfolg wird?

Karla Wischmann: Das Wichtigste ist die Zeit. Wenn die Pflege genug Zeit hat, kann sie therapeutische Elemente in den Pflegealltag integrieren. Zeit ist auch für den regelmäßigen Austausch nötig. Die Kollegen in der Pflege sind viel motivierter, wenn sie die Zeit haben für gute, menschliche Pflege. Mit mehr Personal können die einzelnen Berufsgruppen Hand in Hand arbeiten.

Oskar Dierbach: Ist es nicht viel zu teuer, noch eine Therapeutin am Bewohner arbeiten zu lassen?

Karla Wischmann: Nein, es rechnet sich, weil die Menschen mobiler bleiben, weil sie weniger Hilfe benötigen, weil sie sehr motiviert sind für Therapien. Insgesamt gilt: Je mehr Bewegung, desto weniger pflegebedürftig ist ein Mensch. Das wirkt sich auf den Pflegegrad aus, betrifft also auch die Kostenseite. Und für die Pflegekräfte bedeutet das auch eine Entlastung, sie sind weniger belastet und sparen so manche Reha ein. Die verbesserte Mobilität ist für alle einfach nur ein Erfolg. Und rein menschlich »rechnet« sich die Lebensfreude der Menschen, die entspanntere Situation.

8.11 Musikgeragogik: Anke Kolodziej

Exam. Krankenschwester, Sozialpädagogin, Musikgeragogin. Sie hat hohe Kompetenz sowohl in der Einzeltherapie als auch in der Kleingruppenarbeit. Sie versteht es einzigartig, Empathie, Gespräch und Musik so miteinander zu verbinden, dass Menschen aus ihrem emotionalen und sozialen Rückzug herausfinden.

Oskar Dierbach: Was kann Musikgeragogik und was ist Musikgeragogik eigentlich?

Anke Kolodziej: Musikgeragogik ist sehr vielseitig und besteht aus zahlreichen Elementen. Ich glaube, das Wichtigste ist, dass Musikgeragogik Lust auf Leben machen kann, dass alte Menschen Zufriedenheit und Freude erleben und dass sie sich lebendig fühlen.

Das oberste Gebot in der Musikgeragogik ist die biografische Orientierung: Wie ist der Mensch mit der Musik verbunden, wie ist seine Biografie, wo und welche Musik kommt in dieser Biografie vor? So kann Musikgeragogik ganzheitlich wirken und bietet im sozialen, im motorischen, im emotionalen und im kognitiven Bereich eine Fülle von positiven Auswirkungen. Und ich kann die Musikgeragogik vielfältig einsetzen: präventiv, therapeutisch, rehabilitativ oder einfach zur reinen, puren Freude.

Oskar Dierbach: Welche besondere Rolle spielt Musikgeragogik, wenn es um Lebensmut, um Therapiemöglichkeiten, um soziales Miteinander geht?

Anke Kolodziej: Mit Musik kann ich wunderbar zu einer gemeinsamen Aktion einladen. Das gelingt mit wenigen anderen Dingen so wie mit Musik. Es entsteht in einer Musikrunde ganz schnell ein Gruppengefühl, es werden Kontakte geknüpft, Kommunikation findet statt. Da wird ein »Ich« direkt umgewandelt in ein »Wir«, die Menschen fühlen sich als Gruppe. Wenn man zusammen singt, erlebt man sich als Gruppe und lächelt sich zu und schaut sich an.

Die Auswahl der Lieder muss natürlich auch sehr bewusst geschehen. Welche Generation habe ich vor mir, welche Musik hat ihr Leben geprägt? Und rein technisch sollte man mit Älteren langsamer singen, etwas tiefer, Zeit zum Luftholen lassen. Nach einer Musikrunde sind die Menschen fröhlich, gelöst und entspannt. Es ist ein Grundbedürfnis, sich zugehörig zu fühlen und das ist in diesen Momenten möglich geworden.

Im Bereich der Therapiemotivation und im Bereich Lebensmut kann Musikgeragogik auch wunderbar helfen. Sie motiviert Menschen, nach vorne zu schauen, sie gewinnen Zuversicht und Lebensfreude. Musik sorgt auch sehr schnell für das Gefühl »Ich kann ja noch was«. Die Erinnerung an Musikstücke, an Liedtexte, die aktive Teilnahme an der Musikrunde führt so häufig aus der Resignation.

Die Musik löst automatisch eine Erinnerungsaktivierung aus, der Mensch bekommt innere Bilder und denkt dankbar zurück an frühere Zeiten. Damit erinnert er sich auch an die Energie und die Kraft, die er damals hatte. Und allein schon die Zuwendung, dass ich ein Stückchen Lebensgeschichte bei ihm wecken kann, vermag auf die jetzige Zeit auszustrahlen und schafft eine neue Zuversicht in die kommende Zeit. So ist die Musikgeragogik häufig ein wichtiges Element in der Motivation für weitere Therapien.

Oskar Dierbach: Vielleicht können Sie noch etwas die Einzeltherapie erläutern.

Anke Kolodziej: Mit der Einzeltherapie kann ich andere Menschen erreichen als in einer Gruppe. Nicht jeder will von Anfang an in eine Gruppenveranstaltung, vielleicht braucht jemand erst mal einen geschützten Schonraum. Das Musikempfinden ist höchst individuell, von daher kann der Bewohner in diesem Einzelmoment wirklich den Takt vorgeben. Ich kann mich auf individuelle Bedürfnisse und Wünsche konzentrieren.

Eine Möglichkeit ist das Fürspiel, also eigentlich ein Vorspiel. Das bedeutet, dass man ein bestimmtes Lied, das er schön findet, wirklich für ihn alleine vorspielt. Das ist ja eine ganz tiefe Erinnerung, entwicklungspsychologisch ist das aus der Kindheit stammend, wo Großeltern oder Eltern ihrem Kind vorgesungen haben. Und genau das tut so gut, es umhüllt, diese Musik dringt besonders tief in die Seele, das ist so mein Gefühl.

Der Bewohner kann diese inneren Bilder, die entstehen, in der Zeit bearbeiten, die er braucht, und kein anderer fällt ihm ins Wort oder hat auch noch einen Gedanken. Der Bewohner in der Einzeltherapie konzentriert sich auf sich, ist bei sich und hat die Zeit, die er braucht.

Herr Dierbach: Welches Werkzeug braucht man denn in der Musikgeragogik? Was muss man anschaffen, was braucht man an Material?

Anke Kolodziej: Man braucht auf jeden Fall Instrumente, möglichst aus dem Orffschen Instrumentarium, also eine Grundausstattung. Da sollte man auch nicht mit Selbstgebasteltem arbeiten. Klanghölzer, Trommeln, Rasseln, das ganze Equipment sollte man auf jeden Fall anschaffen, für bis zu zehn Personen, das reicht. Inzwischen sollte man auch einen Laptop haben und ein Abo bei einem Musikkanal. Dort kann man auf alle musikalischen Produkte zurückgreifen.

Man braucht natürlich auch Räumlichkeiten, die wirklich gemütlich und einladend gestaltet sind mit frischer Luft, mit bequemen Stühlen, mit einer guten Beleuchtung und vielleicht nicht eine Akustik wie in einer Kirche, also nicht mit Hall.

Herr Dierbach: Was halten Sie für wichtig im Miteinander der Kolleginnen und Kollegen?

Anke Kolodziej: Wir brauchen eine absolute Transparenz an allen Schnittstellen, ob das jetzt die anderen Therapien, die Betreuung oder die Pflege sind. Ich brauche regelmäßige Teamgespräche, in denen ich eine Fallbesprechung machen kann und von meiner Arbeit erzähle. Ich gehe in die Übergaben der Pflege und berichte dort von meinen Beobachtungen. Vor allen Dingen sollte man aufeinander aufbauen. Ich kann Informationen an andere Therapeutinnen und an die Pflege weitergeben. Diese Vernetzung und das Interesse an der jeweiligen Arbeit sind unglaublich wichtig.

Ich glaube, dass die Musik wirklich eine ganz besondere Stellung hat, weil sie nämlich mit jeder anderen therapeutischen Einwirkung kombiniert werden kann. Das nutzen die anderen Therapien auch, weil sie ja alle wissen, dass Musik Gefühle beeinflusst und deshalb für die Motivation nahezu unverzichtbar ist. Ich beobachte das ganz viel, dass Therapeuten auch die Musik nutzen, um ihre Sache nach vorne zu bringen.

8.12 Kunstgeragogik: Barbara Wachsmann

Kunstpädagogin mit hoher Empathie für Menschen im höheren Lebensalter, in besonderer Lebenslage und/oder mit gerontopsychiatrischen Veränderungen. Mithilfe künstlerischer Gestaltung und Elementen der Gesprächstherapie hilft sie dem Einzelnen auf dem Weg zu neuer Lebenshoffnung und Lebensfreude.

Oskar Dierbach: Was leistet Kunstgeragogik, speziell für den älteren Menschen?

Barbara Wachsmann: Das künstlerisch-praktische Arbeiten mit älteren Menschen wird durch die Geragogik, die Wissenschaft des Alter(n)s, begleitet. Kunstgeragogik kann psychosomatisch, also auf die Gesundheit von Seele und Körper wirken. Sie ist ein ganzheitlicher Ansatz, der das Wohlbefinden deutlich verbessern kann. Wo Sprache nicht mehr oder nur eingeschränkt zur Verfügung steht, kann künstlerisches Tun den Zugang zu Kultur, Emotion, Aktivität und sozialer Teilhabe ebnen.

Als Kunstgeragogin verstehe ich es als meine wichtigste Aufgabe, den Menschen, der im Hier und Jetzt lebt, in seiner aktuellen Erlebniswelt aufzuspüren, die durch seine Biographie geprägt ist und identitätsstiftend wirkt. Das gelingt durch Angebote unterschiedlichster Art, die bestenfalls bekannte Energien und Gefühle freisetzen.

Phasen aus der Kindheit, der Berufstätigkeit, einer Rolle im Leben können über das künstlerische Tun aktiviert und nochmals durchlebt werden, mit allen dazugehörigen Gefühlen. Körperlicher Schmerz kann in Vergessenheit geraten, z. B. beim Malen einer Eistüte. Allein die Freude über das unbeschwerte Erleben ist präsent. Der Geschmack, der Duft, das Gefühl – Wörter purzeln, schreiben geht wieder. »Sommer, Sonne, Italien, Freundin«. Weg von den Defiziten, vom Vergessen. Wozu ist wichtig, wann man das Eis gegessen hat, wie die Stadt hieß, wer dabei war! Hin zum Gefühl für diesen wunderbaren Moment.

Oskar Dierbach: Sehen Sie die Kunstgeragogik als Teil der Schlüsselfindung, um den Menschen zu therapeutisch-rehabilitativer Arbeit zu motivieren?

Barbara Wachsmann: Ja natürlich, die Bewohner kommen über ein Kunstangebot in kleinen Schritten in die Aktivität und in eine erweitere Teilhabe am Leben. Kreative Prozesse werden angeregt, Selbstbestimmtheit lässt Selbstvertrauen in Fähigkeiten und Fertigkeiten wachsen, auch in der Demenz.

Was entsteht, setzt Gefühle frei. »Dass ich das noch kann!« Was beim Malen geht, geht vielleicht auch bei der Bewegung. Schritt für Schritt geht es noch weiter, Bewohner setzen sich Ziele für die Lebensphase im Seniorenheim – denn das Seniorenheim ist keine Endstation!

- »Einmal so in Farbe schwelgen wie Gerhard Richter!« Los geht's!
- »Ich will nicht mehr schreiben, nur noch malen!« Los geht's!
- »Ich will eine coole Omi sein und etwas Modernes malen!« Los geht's!
- »Der liebe Gott hat mich so lange leben lassen, ich will noch etwas Neues ausprobieren!« Los geht's!

Eine ganz wichtige Rolle spielt immer auch die Zugehörigkeit zur Gruppe, das gemeinsame Erleben. Jeder wird mitgenommen, mitgetragen, erlebt sich als Teil einer Gemeinschaft, Energien potenzieren sich, der Lebensraum Seniorenwohnheim kann zur Erlebniswelt mit neuen Qualitäten werden. Im besten Fall lassen sich auch Angehörige motivieren, nicht mehr nur auf das Vergangene zu schauen, sondern Ressourcen zu entdecken und Resilienz zu verbessern, auch bei sich selbst.

Oskar Dierbach: Verstehe ich es richtig, dass die Kunstgeragogik für jeden Einzelnen ein individuelles Angebot bereithält?

Barbara Wachsmann: Das Angebot in der Einrichtung heißt: »Malen, wie jeder es mag!« Verschiedenste Techniken und Materialien ermöglichen, jeweils adäquat auf Bedürfnisse und Dispositionen Einzelner zu reagieren, etwas anzubieten, das selbstbestimmt angenommen oder abgelehnt werden kann. Das hat oberste Priorität. Die Kunsttherapeutin muss sich dabei ganz zurücknehmen, es geht um den Bewohner.

Oskar Dierbach: Vielleicht können Sie noch einmal erläutern, wie die Kunstgeragogik als Teil der therapeutischen Pflege beschrieben werden kann.

Barbara Wachsmann: Die Kunstgeragogik nimmt Elemente, z. B. aus der Musik, Literatur und Bewegungstherapie, auf. Die Kunstgeragogik versteht sich heute mehr als Kulturgeragogik. Das heißt, wir singen zusammen, lassen uns durch das Rezitieren von Gedichten inspirieren, von einem Zeitungsartikel, einem Rhythmus, einer Reiseerzählung. Es geht immer darum, was es mit »unserem Gefühl« macht. Das setzt kreative Kräfte frei: Freude, Spaß, Stolz, Neugier, Glück u. v. a. mehr. Sicher werden auch Trauer, Ängste oder Enttäuschungen ausgelöst. Diese in der Gruppe aufzufangen und durch das künstlerische Tun zu validieren, kann nachhaltig wirksam sein.

Der Austausch mit Pflege, Betreuung, anderen Therapeuten sowie mit Angehörigen ist unerlässlich für die therapeutische Pflege. Auch bei neuen Bewohnern können Kunstgeragogen als Teil des Teams Anteile des »ganzen Menschen« sichtbar machen, die sich in ein Gesamtbild einfügen. Die Kunstgeragogik hilft neuen Bewohnern, in der neuen Umgebung anzukommen, sich wohl zu fühlen und sich zu öffnen.

Oskar Dierbach: Welche Voraussetzungen brauche ich in einer Einrichtung für eine erfolgreiche kunstgeragogische Arbeit?

Barbara Wachsmann: Sie brauchen kein schickes Atelier, wie es ja auch nicht darum geht, ein schönes Bild zu malen. Das Atelier könnte sogar verschrecken, einschüchtern. Am besten schafft man in vertrauten Räumen einen Ort der Ruhe und Konzentration, der einer improvisierten Werkstatt entspricht oder durch die Malutensilien Atelier-Charakter bekommt sowie den Interessen und Lebenserfahrungen der Bewohner entgegenkommt. Natürlich sollte eine möglichst große Auswahl an verschiedensten Materialien verfügbar sein, um auf die individuellen Bedürfnisse eingehen zu können.

Mir persönlich besonders wichtig: eine Möglichkeit, die entstandenen *Werke* repräsentativ ausstellen zu können. Das entspricht einem viel geäußerten Wunsch: »Es sollen ruhig alle sehen, dass es hier ganz farbenfroh und fröhlich zugeht und gekonnt!« Momente der Innigkeit entstehen, Zufriedenheit mit dem Entstandenen, Stolz ob der wieder verfügbaren oder neu entdeckten Fähig- und Fertigkeiten. Das Glück darüber, ein Geschenk selber gemacht zu haben, das Anerkennung findet und in Staunen versetzt.

Literaturverzeichnis

Albrecht, B. (2021). *Für mehr Geld, mehr Zeit, mehr Menschlichkeit – stern startet Bundestagspetition.* veröffentlicht am 21.01.2021. Zugriff am 23.02.2023 unter: https://www.stern.de/gesundheit/pflegepetition/pflege-petition--fuer-mehr-geld--mehr-zeit--mehr-menschlichkeit-9562342.html

Allgeier, M. (2021). *Vom Pflegeheim zurück nach Hause.* CAREkonkret, 40, 8.

Arbeitnehmerkammer Bremen (Hrsg.) (2022). *Neue Studie: Mindestens 300.000 zusätzliche Pflegekräfte durch Wiedereinstieg in Beruf oder aufgestockte Arbeitszeit möglich.* Pressemitteilung. Zugriff am 03.03.2023 unter: https://www.arbeitnehmerkammer.de/service/kommunikation-und-medien/pressemitteilungen/beschaeftigung-so-hoch-wie-nie-entwicklung-bleibt-aber-hinter-anderen-laendern-zurueck-1.html

Aspinal, F., Glasby, J., Rostgaard, T. et al. (2016). *New horizons: Reablement – supporting older people towards independence.* Age and Ageing, 45(5), 574–578, doi: 10.1093/ageing/afw094

Auffenberg, J., Becka, D., Evans, M. et al. (2022). *»Ich pflege wieder, wenn …«. Potenzialanalyse zur Berufsrückkehr und Arbeitszeitaufstockung von Pflegefachkräften.* Bremen: Arbeitnehmerkammer Bremen. Zugriff am 22.02.2023 unter: https://www.arbeitnehmerkammer.de/fileadmin/user_upload/Downloads/Politik/Rente_Gesundheit_Pflege/Bundesweite_Studie_Ich_pflege_wieder_wenn_Langfassung.pdf

Böhm, E. (2011). *Verwirrt nicht die Verwirrten: Neue Ansätze geriatrischer Krankenpflege.* 12. Aufl. Bonn: Psychiatrie-Verlag.

Bourgeron, T., Metz, C., Wolf, M. (2021). *Private-Equity-Investoren in der Pflege.* Berlin: Finanzwende/Heinrich-Böll-Stiftung.

Brach, M., Ehrenstein, W., Dierbach, O. (2004a). *Lichtmanagement in der Altenpflege: Erfahrungen und Untersuchungen zur Unterstützung circadianer Rhythmen bei Bewohnern und Pflegekräften.* In: Licht 2004. Zukunft Licht. 16. Gemeinschaftstagung der Lichttechnischen Gesellschaften Deutschlands, der Niederlande, Österreichs und der Schweiz. 19.–22.9.2004 in Dortmund. Berlin: Deutsche Lichttechnische Gesellschaft.

Brach, M., Dierbach, O., Ehrenstein, W. (2004b). *Unterstützung der Pflege und Betreuung Demenzkranker durch Lichtmanagement – eine Pilotstudie.* Mülheim: Ev. Altenhilfe.

Bundesministerium für Gesundheit (Hrsg.) (2003). *Gutachten 2003 des Sachverständigenrates für die Konzertierte Aktion im Gesundheitswesen.* Band 2. Deutscher Bundestag, 15. Wahlperiode, Drucksache 15/530.

Deutsche Alzheimer Gesellschaft (Hrsg.) (2022). *Informationsblatt 7. Die Entlastung pflegender Angehöriger.* Berlin: Deutsche Alzheimer Gesellschaft. Zugriff am 21.09.2022 unter: https://www.deutsche-alzheimer.de/fileadmin/Alz/pdf/factsheets/infoblatt7_entlastung.pdf

DGUV – Deutsche Gesetzliche Unfallversicherung (Hrsg.) (2019). *Leben mit Schichtarbeit. Tipps für Beschäftigte.* DGUV Information 206–027, Berlin. Zugriff am 22.02.2023 unter: https://publikationen.dguv.de/regelwerk/dguv-informationen/3551/leben-mit-schichtarbeit-tipps-fuer-beschaeftigte

Dierbach, O. (1997). *Mit der Stoppuhr in das Chaos?* Altenpflege, 11, 33–37.

Dierbach, O. (2020). *Paradigmenwechsel »Reha vor Pflege« in der Altenhilfe.* CAREkonkret, 44, 8.

Dierbach, O. (2021). *Ein Gewinn für alle: Therapeutische Pflege.* Altenheim, 2, 22–25.

Dierbach, O. (2022). *Volle Kraft zurück ins Leben.* Altenpflege, 10, 32–35.

El Ouassil, S. (2021). *Moralische Verletzung. Erschüttert im Innersten.* Spiegel online, 26.08.2021. Zugriff am 27.08.2021 unter: https://www.spiegel.de/kultur/afghanistan-corona-und-moral-erschuettert-im-innersten-a-05bfe3b8-f7e1-43f8-b984-1dc5a9ef39fd

Emons, T. (2021a). *Die Drei vom Ruhrgarten.* In: Verkehrsverein Mülheim an der Ruhr e. V. (Hrsg.) *Mülheim an der Ruhr. Jahrbuch 2022* (S. 94–98). Mülheim: Verkehrsverein.

Emons, T. (2021b). *Eine »Kultur der Freundschaft« macht vieles möglich – zum Beispiel im Verein der Freunde und Förderer des Ruhrgartens.* In: Verkehrsverein Mülheim an der Ruhr e. V. (Hrsg.) *Mülheim an der Ruhr. Jahrbuch 2022* (S. 84–92). Mülheim: Verkehrsverein.

Evangelische Altenhilfe Mülheim an der Ruhr (7. September 2020). *Bundespressekonferenz 2020 09 01* [YouTube] Zugriff am 23.02.2023 unter: https://www.youtube.com/watch?v=giBSqVJtz4g

Gesundheitsberichterstattung des Bundes (Hrsg.) (2022). *Pflegeheime und verfügbare Plätze in Pflegeheimen. Gliederungsmerkmale: Jahre, Region, Art der Einrichtungen/Plätze, Träger.* Zugriff am 08.09.2022 unter: https://www.gbe-bund.de/gbe/pkg_isgbe5.prc_menu_olap?p_uid=gast&p_aid=31430403&p_sprache=D&p_help=0&p_indnr=570&p_indsp=108&p_ityp=H&p_fid=

Graf, B. et al. (2010). *Anästhesie bei alten Menschen.* Stuttgart: Thieme

Grond, E. (2008). *Die Pflege verwirrter und dementer alter Menschen: Demenzkranke und ihre Helfer im menschlichen Miteinander.* 10. Aufl. Freiburg: Lambertus.

Haen, E. (2003). *Veränderungen der Wirksamkeit von Arzneimitteln im Alter.* Zugriff am 22.02.2023 unter: https://www.arzneimitteltherapie.de/heftarchiv/2003/11/veranderungen-der-wirksamkeit-von-arzneimitteln-im-alter.html

Jäger, S. (2022). *Zerrieben zwischen Anspruch & Wirklichkeit.* G+G digital, 03. Zugriff am 08.09.2022 unter: https://www.gg-digital.de/2022/03/thema-des-monats/zerrieben-zwischen-anspruch-und-wirklichkeit/index.html

Landtag Nordrhein-Westfalen (Hrsg.) (2005). *Situation und Zukunft der Pflege in NRW. Bericht der Enquete-Kommission des Landtags von Nordrhein-Westfalen.* Düsseldorf: Landtag NRW.

Lewis, L., Henwood, T., Boylan, J. et al. (2021). *Re-thinking reablement strategies for older adults in residential aged care: a scoping review.* BMC Geriatrics, doi: 10.1186/s12877–021–02627–7

Ministry of Health (Hrsg.) (2017). *Healthcare in Denmark – An Overview.* Kopenhagen: Ministry of Health

opta data Zukunfts-Stiftung gGmbH (Hrsg.) (2022). *Babyboomer-Generation läuft blind in die Pflege-Katastrophe. Studie identifiziert Jahrhundertproblematik.* Zugriff am 30.08.2022 unter: https://www.optadata-zukunfts-stiftung.de/1/zukunfts-forschung/pflegestudie-2022-download

NRW Landesregierung (Hrsg.) (1999). *Rahmenvertrag gemäß § 75 Abs. 1 SGB XI NRW zur Kurzzeitpflege und vollstationären Pflege.* Zugriff am 22.02.2023 unter: https://www.biva.de/dokumente/gesetze/Landesrahmenvertrag-VS-NRW.pdf

Roloff, S. (2021). *Pflegekonzept ebnet Weg nach Hause.* Gesundheit und Gesellschaft, 3, 12–13.

Rostgaard, T., Parsons, J., Tuntland, H. (Hrsg.) (2023). *Reablement in Long-Term Care for Older People. International Perspectives and Future Directions.* Bristol: Policy Press.

Roth, G. & Rothgang, H. (1999). *Stop der ›Preiswalze‹? Führt das Pflege-Versicherungsgesetz zu einer Angleichung und Begrenzung der Heimentgelte?.* ZeS-Arbeitspapier 11/99, Bremen: Universität Bremen.

Rothgang, H. (2020). *Abschlussbericht im Projekt Entwicklung und Erprobung eines wissenschaftlich fundierten Verfahrens zur einheitlichen Bemessung des Personalbedarfs in Pflegeeinrichtungen nach qualitativen und quantitativen Maßstäben gemäß § 113c SGB XI (PeBeM).* Bremen: SOCIUM Forschungszentrum, doi: https://doi.org/10.26092/elib/294

Rothgang, H. & Müller, R. (2021). *Barmer Pflegereport 2021. Wirkungen der Pflegereformen und Zukunftstrends.* Schriftenreihe zur Gesundheitsanalyse – Band 32. Barmer: Berlin.

Schmitz, T. (2022). *Raus aus den Betten.* In: Süddeutsche Zeitung, 24.12.2022, S. 11–13.

Schöppner, K. (2022a). *Pflegeheim oder begleiteter Suizid? Ergebnisse einer repräsentativen Bevölkerungsumfrage.* Deutsche Stiftung Patientenschutz. Zugriff am 12.09.2022 unter: https://www.stiftung-patientenschutz.de/uploads/docs/sonstige/Studie_Pflegeheim_vs_Suizid_02.09.2022.pdf

Schöppner, K. (2022b). *Wann geht man in ein Pflegeheim? Ergebnisse einer repräsentativen Bevölkerungsumfrage.* Zugriff am 12.09.2022 unter: https:// www.stiftung-patientenschutz.de/uploads/docs/sonstige/Studie_Pflegeheim_zuhause_Auszug_02.09.2022.pdf

Stadler, R. (2022). *Pflegebedürftig.* In: Süddeutsche Zeitung, 22./23.01.2022, S. 11–13.

Thürmann, P. (2016). ArzneiMitteltherapiesicherheit bei Patienten in Einrichtungen der Langzeitpflege (AMTS-AMPEL). Eine prospektive Interventionsstudie. Abschlussbericht zum Projekt. Zugriff am 21.02.2023 unter: https://www.amts-ampel.de/publikationen

Literaturhinweise zur weiteren Vertiefung:

Lichttherapie

Bieske, K. & Dierbach, O. (2006). *Evaluation des Einsatzes von tageslichtähnlichem Kunstlicht in der gerontopsychiatrischen Pflege und Betreuung Hochbetagter.* 5. Symposium »Licht und Gesundheit« Berlin.

Brach, M., Ehrenstein, W., Dierbach, O. (2004a). *Lichtmanagement in der Altenpflege: Erfahrungen und Untersuchungen zur Unterstützung circadianer Rhythmen bei Bewohnern und Pflegekräften.* In: Licht 2004. Zukunft Licht. 16. Gemeinschaftstagung der Lichttechnischen Gesellschaften Deutschlands, der Niederlande, Österreichs und der Schweiz. 19.–22.9.2004 in Dortmund. Berlin: Deutsche Lichttechnische Gesellschaft.

Brach, M., Dierbach, O., Ehrenstein, W. (2004b). *Unterstützung der Pflege und Betreuung Demenzkranker durch Lichtmanagement – eine Pilotstudie.* Mülheim: Ev. Altenhilfe.

Ehrenstein, W. (2003). *Es werde Licht!* Doppelpunkt 2, 4, 10–11.

FiTLicht e. V. (2009). *Licht für Senioren. Leitlinien zur tageslichtorientierten Innenraum-Beleuchtung von Wohnungen für ältere Menschen.* Ehningen: FiTLicht.

Motopädie

Eisenburger, M., Gstöttner, E., Zak, T. (2012). *In Bewegungsrunden aktivieren: Ideen und Anregungen aus der Psychomotorik.* Hannover: Vincentz.

Eisenburger, M. (2012). *Menschen mit Demenz verstehen: Bewegung baut Brücken.* Hannover: Vincentz.

Eisenburger, M. (2015). *Aktivieren und Bewegen von älteren Menschen: Schulung der Sinne – Beweglichkeit durch Gymnastik, Rhythmus und Tanz.* Aachen: Meyer & Meyer Sport.

Krus, A. (Hrsg.) (2012). *Psychomotorisches Arbeiten mit älteren Menschen und Menschen mit Demenz.* Lemgo: Aktionskreis Psychomotorik.

Rösner, M. & Apprich, A. (2019). *Annehmen und bewegt begleiten. Motogeragogik – ein ressourcen- und bewegungsorientierter Ansatz.* Dortmund: modernes lernen.

Musikgeragogik

Bayerisches Staatsministerium für Arbeit und Sozialordnung, Familie und Frauen (Hrsg.) (2010). *Musizieren mit dementen Menschen. Ratgeber für Angehörige und Pflegende.* 2. Aufl. München: Reinhardt.

Harms, H. & Dreischulte, G. (2007). *Musik erleben und gestalten mit alten Menschen.* 3. Aufl. München: Elsevier (vergriffen).

Hartogh, T. & Wickel, H. (2008). *Musizieren im Alter. Arbeitsfelder und Methoden in der Seniorenarbeit,* Mainz: Schott.

Kolodziej, A. (2016). *Singen kennt kein Alter! Eine Praxisanleitung zum Singen mit Senioren.* Mülheim: Verlag an der Ruhr (vergriffen).

Schneider, A. (2018). *Singen mit Senioren. Aktivierung leicht gemacht. Das Interview mit Anke Kolodziej.* Zugriff am 24.08.2022 unter: https://mal-alt-werden.de/singen-mit-senioren-aktivierung-leicht-gemacht-das-interview/

Marchand, M. (2012). *»Gib mir mal die große Pauke …«: Musikalische Gruppenarbeit im Altenwohn- und Pflegeheim. Ein Praxisbuch.* Münster: Waxmann.

Willig, S. & Kammer, S. (2012). *Mit Musik geht vieles besser. Der Königsweg in der Pflege bei Menschen mit Demenz.* Hannover: Vincentz.

Kunstgeragogik

Ganß, M. (2012). *Demenz-Kunst und Kunsttherapie. Künstlerisches Gestalten zwischen Genius und Defizit.* Frankfurt: Mabuse.

Ganß, M. & Linde, M. (2016). *Kunsttherapie mit demenzkranken Menschen. Dokumentation des Symposiums »Kunsttherapie in der Altenarbeit-künstlerische Arbeit mit Demenzerkrankten«.* Frankfurt: Mabuse.

Kollak, I. (2016). *Menschen mit Demenz durch Kunst und Kreativität aktivieren: Eine Anleitung für Pflege- und Betreuungspersonen.* Heidelberg: Springer.

Logopädie

Brauer, T. & Tesak, J. (2022). *Aphasie: Sprachstörung nach Schlaganfall oder Schädel-Hirn-Trauma (Ratgeber für Angehörige, Betroffene und Fachleute).* 5. Aufl. Idstein: Schulz Kirchner.

Büttner-Kunert, J., Jonas, K., Rosenkranz, A. et.al. (2022). *Kognitive Kommunikationsstörungen: wenn die Zusammenarbeit von Sprache und geistigen Fähigkeiten durch eine neurologische Erkrankung beeinträchtigt ist.* Idstein: Schulz Kirchner.

Geissler, M. & Lauer, N. (2015). *Sprechapraxie: Ein Ratgeber für Betroffene und Angehörige.* 3. Aufl. Idstein: Schulz Kirchner.

Hotzenköcherle, S. & Lücking, C. (2014). *Schluckstörung – und jetzt? Ein Ratgeber für Betroffene von neurologisch bedingter Dysphagie, Angehörige und das Behandlungsteam.* Idstein: Schulz Kirchner.

Stichwortverzeichnis

N

P

R

S

Stimmen zum Buch

»Wenn man das Haus Ruhrgarten betritt, spürt man schon nach den ersten Minuten: Hier weht ein anderer Geist. Mit Empathie und authentischer Fröhlichkeit begegnen Therapeutinnen und Pfleger den Bewohnerinnen und Bewohnern. In der Ev. Altenhilfe werden die Bewohner nicht als Kostenfaktor wahrgenommen, sondern als Menschen, die noch etwas wert sind. Die Angestellten in den beiden Häusern verwalten die Alten nicht, sie begleiten sie zurück ins Leben. Man wird Zeuge, wie die Menschen, die kaum noch laufen konnten, aus ihren Betten geholt werden und zurückkehren in einen selbstbestimmten Alltag. ***Hier fragen sie nicht, welche Defizite ein Mensch hat, sondern: Welche Chancen und Ressourcen hast du noch? Wo willst du hin? Oskar Dierbachs Konzept der therapeutischen Pflege sollte in allen Pflegeheimen Deutschlands angewendet werden.***«
(Thorsten Schmitz, Redakteur der Süddeutschen Zeitung)

»Die eigene Wohnung ist vertraut, sie gibt Sicherheit und viele – auch hochaltrige – Menschen verbinden mit der eigenen Wohnung Selbstständigkeit und Selbstbestimmung. Sie wollen so lange wie möglich zu Hause bleiben. Wenn dann ein Umzug ins Heim ansteht, wird dies nicht selten als ›Endstation‹ erlebt.

Die Ev. Altenhilfe Mülheim verfolgt seit Jahren mit der therapeutischen Pflege mit rehabilitativen Anteilen ein anderes Konzept. Im Mittelpunkt stehen Selbständigkeit, Lebensqualität und Wünsche der Bewohner und Bewohnerinnen. Bereits beim Einzug wird danach gesucht, was der pflegebedürftigen Person wichtig ist und was sie erreichen möchte. An diesem Ziel orientieren sich Pflege und Therapien, sie arbeiten dafür eng zusammen. So konnten in den vergangenen Jahren etliche Bewohnerinnen und Bewohner wieder nach Hause zurückkehren. ***Ein Gewinn für alle: für die Bewohner, die Pflegekräfte und das Therapeutenteam – und unterm Strich auch für die Pflegekassen. Es wäre wunderbar, wenn sich viele von diesem Konzept anstecken lassen würden.***«
(Helga Schneider-Schelte, Projektleitung Alzheimer-Telefon)

»Was kann es Wertvolleres geben als die rehabilitative und am Individuum orientierte Pflege alter Menschen? Mit Überzeugung und viel Erfahrung schreibt Oskar Dierbach über Sinn und Ziel der therapeutischen Pflege. ***Es geht um mehr Menschenwürde, Lebensfreude und Lebensqualität im Alltag, und zwar sowohl für die Hilfesuchenden wie für die Pflegeprofis.*** *Dierbach vertritt diesen Standpunkt hochmotiviert, weil er aus humanitären, ethischen und ökonomischen Gründen zutiefst davon überzeugt ist. Aber auch in der praktischen, jahrelangen Umsetzung der therapeutischen Pflege konnte er empirisch zeigen, dass diese Form der altersspezifischen Pflege nicht nur lebensbejahend, sondern auch monetär sinnvoll ist. Im besten Fall wird die Rückkehr aus der stationären*

Pflegebedürftigkeit ins eigene Wohn- und Lebensumfeld angestrebt. Das hat unmittelbare Auswirkungen auf die individuelle Lebensqualität, aber auch auf die Atmosphäre in Pflegeheimen und somit auch auf die Attraktivität des Berufsalltags in Pflegeheimen. Aus Sicht des Deutschen Berufsverbandes für Altenpflege ist das einmalige und vorbildliche Buch von Oskar Dierbach nur zu empfehlen. Wir wünschen Ihnen eine interessante und nachahmenswerte Lektüre und Oskar Dierbach eine große Leserschaft.«
(Ursula Hönigs, Vorsitzende Deutscher Berufsverband für Altenpflege)